Glutathion

Das Entgiftungs- und Anti-Aging Wunder

von

Michael Iatroudakis

Bibliografische Informationen der Deutschen Nationalbibliothek: Die Deutsche Nationalbibliothek verzeichnet diese Publikation in der Deutschen Nationalbibliografie; detaillierte bibliografische Daten sind im Internet über dnb.d-nb.de abrufbar.

ISBN-13: 978-1503138940
ISBN-10: 1503138941

Hinweis:

Diese Publikation wurde nach bestem Wissen recherchiert und erstellt. Verlag und Autor können jedoch keinerlei Haftung für Ideen, Konzepte, Empfehlungen und Sachverhalte übernehmen.

Die publizierten Tipps und Ratschläge sind als Hilfen zu verstehen, um jeweils zu eigenen Lösungen zu kommen. Bei offenen Fragen kontaktieren Sie bitte Ihren Hausarzt.

Das Buch ersetzt nicht eine medizinische Behandlung / Therapie oder eine krankheitsbedingte Ernährungstherapie / Beratung. Der Autor und der Verleger können keine absolute Garantie für Ihr persönliches Ergebnis übernehmen. Sie handeln in allen Fällen eigenverantwortlich.

Als Leserin und Leser dieses Buches möchten wir Sie ausdrücklich darauf hinweisen, dass keine Erfolgsgarantien oder Ähnliches gewährleistet werden können. Auch kann keinerlei Verantwortung für jegliche Art von Folgen, die Ihnen oder anderen Lesern im Zusammenhang mit dem Inhalt dieses Buches entstehen, übernommen werden.

Der Leser ist für die aus diesem Buch resultierenden Ideen und Aktionen selbst verantwortlich.

Reproduktionen, Übersetzungen, Verbreitung, Weiterverarbeitung oder ähnliche Handlungen zu kommerziellen oder nichtkommerziellen Zwecken sowie Wiederverkäufe sind ohne die schriftliche Zustimmung des Autors nicht gestattet.

Inhaltsverzeichnis:

Einleitung   4

Was genau ist „Glutathion"?   6

Was geschieht bei Glutathion-Mangel?   9

Ursachen für einen niedrigen   11
Glutathionspiegel

Glutathion: Bedeutung für unsere   14
Gesundheit

Wo ist Glutathion enthalten?   48

Glutathion als Nahrungsergänzungsmittel   52
(Wo, wie, was, Nebenwirkung?)

Welche Therapiemethode empfiehlt sich   58
als Nahrungsergänzungsmittel?

Studie über Glutathion – Acetylglutathion   62
und Fatigue-Syndrom

Nachwort   69

Quellen   72

Über den Autor   77

Ich gebe Ihnen eine Garantie   82

Bitte um ein Feedback   83

Rechtliches   84

Haftungsausschluss/Disclaimer   85

Einleitung

In der einen Hälfte des Lebens opfern wir unsere Gesundheit, um Geld zu erwerben. In der anderen Hälfte opfern wir Geld, um die Gesundheit wiederzuerlangen

(Voltaire 1694-1778)

Glutathion gilt in der Wissenschaft als wahres Entgiftungs- und Anti-Aging Wunder. Es besitzt im Körper eine wichtige Schlüsselrolle für unser Immunsystem und ist an sämtlichen Heil- und Schutzmaßnahmen, sowie an der Entgiftung von schädlichen Stoffen von diversen Schwermetallen beteiligt.

Da Glutathion als eines der stärksten bekannten Antioxidantien gilt freie Radikale auszuschalten und DNA-Reparatur-Prozesse einzuleiten, gehört Glutathion mit zu den wirksamsten Anti-Aging-Substanzen, die den menschlichen Körper vor vorzeitiger Alterung bewahren.

Steht dem Körper zu wenig Glutathion zur Verfügung, sind chronische Erkrankungen wie Diabetes, Rheuma, Demenz, Alzheimer, Burn-Out, diverse Magen-Darmerkrankungen, Krebs usw. vorprogrammiert. Auch erhöht sich die Anfälligkeit von verschiedenen Infektionserkrankungen um ein Vielfaches.

Mit diesem Buch möchte ich Ihnen das Glutathion näher bringen und Ihnen Tipps geben, wie Sie Ihren persönlichen Glutathion-Spiegel erhöhen können, um sich so wirksam gegen chronische Erkrankungen und vorzeitige Alterung zu schützen.

Wünsche Ihnen eine Menge Inspiration…

Ihr
Michael Iatroudakis

Was genau ist „Glutathion"?

Bei Glutathion handelt es sich um ein atypisches Tripeptid. Bei einem Tripeptid wiederum handelt es sich um eine Verbindung aus drei Aminosäuren. Bei Glutathion setzt sich die Struktur aus Glutamat, Cystein und Glycin zusammen. Jedoch sind in diesem Fall Cystein und Glutamat nicht wie gewohnt miteinander verknüpft. Bildlich verdeutlicht, lässt es sich so erklären, dass das Glutamat falsch herum an-gebaut wird, daher wird es als atypisches Tripeptid bezeichnet.

Zu finden ist Glutathion in allen Körperzellen, die höchste Konzentration kommt jedoch in der Leber vor. Der gesunde Körper kann es selbst herstellen, es wird jedoch auch über die Nahrung aufgenommen. Ein besonders hoher Gehalt an Glutathion ist in Spinat, Brokkoli und Petersilie zu finden.

Glutathion erfüllt vor allem drei relevante Schutz-funktionen. Es hilft bei der Entgiftung, es stärkt das Immunsystem und es hemmt die Oxidation.

Kleine Exkurs: Was ist Oxidation?

Oxidation entsteht durch sogenannte freie Radikale, die in Verbindung mit Sauerstoff unsere Körperzellen angreifen und zerstören! (wie der Rost, an der Autokarosserie). Genau diese Zerstörung durch die freien Radikale ist es, die uns Krankheiten beschert und uns altern lässt.

- Freie Radikale beschädigt Zellmembrane, Zellen, Gene, DNS, Eiweiß und unsere Fette

- Freie Radikale beschleunigen den Gewebeverfall, sprich: das körperliche Altern

- Freie Radikale erzeugen oder beschleunigen eine Reihe von Zivilisationserkrankungen

Glutathion agiert im Körper als Reduktionsmittel. Die Erythrozyten (rote Blutkörperchen) sowie weitere Zellen des Körpers nutzen Glutathion als Oxidationsschutz.

In dieser Funktion bewahrt Glutathion die Membran des Erythrozyten (rote Blutkörperchen), dessen Enzyme sowie das Hämoglobin (roter Blutfarbstoff) davor, sich schädlichen Oxidationsprozessen aussetzen zu müssen. Dafür verantwortlich ist die Thiol-Gruppe des Glutathions, die als Reduktionsmittel dient. Über die Thiol-Gruppe erfolgt die Abgabe von Elektronen in Gestalt von Wasserstoff. Diese Elektronen ihrerseits starten bei anderen Molekülen einen Heilungsprozess und reduzieren Oxidationsschäden.

Glutathion spielt vor allem in den Erythrozyten eine wichtige Rolle. Dort übernimmt es die Reduktion von Methämoglobin, das zu keinem Sauerstofftransport mehr fähig ist und wandelt es in funktionsfähiges Hämoglobin.

Glutathion gibt es als aktives, reduziertes Glutathion (G-SH) sowie in der oxidierten Form G-S-S-G. Im Normalfall pendelt sich da Verhältnis von reduziertem zu oxidiertem Glutathion bei 400:1 ein. Reduktion und Oxidation sind in einem ausgeglichenen und gesunden Verhältnis vorhanden und schaffen im Körper so das sogenannte Redoxsystem (chemische Reaktionen). Die Aufnahme und Abgabe von Elektronen ist in gesunder Balance und kann so das Entgiftungssystem des Körpers mit aufrechterhalten.

Was geschieht bei Glutathion-Mangel?

Kommt es zu einem Glutathion-Mangel im Körper, wird die Entgiftung gehemmt und gleichzeitig setzt eine Viren- und Mikroben Aktivierung ein. Ob es sich nun um Umweltgifte oder um körpereigene Neben- und Abfallprodukte handelt, wenn zu wenig Glutathion vorhanden ist, werden diese Schadstoffe im Körper gespeichert. Sie lagern sich in fetthaltigem Gewebe oder auch in den Muskeln und in den Organen ab. Gleichzeitig ist das Glutathion nicht mehr in der Lage Viren zu hemmen, sondern die Virenproduktion wird durch den Mangel vielmehr noch zusätzlich angeregt.

Zudem wird bei einem Glutathion-Mangel die Anzahl der CD 8+-Zellen reduziert und es kommt zu einer Beeinträchtigung der zytotoxischen T-Zellaktivität. Einfacher erklärt: Das Immunsystem ist nicht mehr so leistungsfähig wie gewohnt, was zu einer stärkeren Anfälligkeit des Körpers gegenüber Krankheitserregern führt.

Der Körper kann immer wieder in Situationen kommen, in denen ein erhöhter Bedarf an Glutathion besteht. Dies kann bei körperlichen Strapazen, bei Krankheiten oder sonstigen Belastungen der Fall sein. Auch Bakterien und Viren, Medikamente oder Verbrennungen verlangen dem Körper viel ab, u.a. auch besonders viel an reduziertem Glutathion. Wenn die oxidativen Belastungen dauerhaft sind und die Vorräte an Glutathion immer mehr erschöpfen, versagen die antioxidativen Schutzmechanismen. Der Körper sendet ein SOS. Am stärksten trifft es diesbezüglich die Nervenzellen, also die Gewebearten, deren Anteil an ungesättigten Fettsäuren am höchsten ist. Die Schädigung können jedoch noch weiter reichen. Ist die Belastung für Zellen besonders groß, können diese sich sogar selbst töten.

Wissenschaftler, die sich mit genauen Studien einiger Krankheitsbilder befasst haben, konnten bei Erkrankungen wie malignen Tumoren, rheumatoider Arthritis oder auch AIDS feststellen, dass die Konzentration an G-S-H (Glutathion)im Körper deutlich reduziert war.

Es sind noch weitere körperliche Reaktionen auf einen Mangel an Glutathion festzustellen. Auch das Nervensystem ist davon betroffen. Es kann zu einem Koordinationsmangel kommen und auch der Gleichgewichtssinn leidet unter einem Defizit an Glutathion. Geistige Störungen sind ebenso möglich wie ein Zittern des Körpers. Als Grund für diese körperlichen Reaktionen wird davon ausgegangen, dass es zu krankhaften Veränderungen, sogenannten Läsionen (Schädigung), im Gehirn kommt.

Ursachen für einen niedrigen Gluta-thionspiegel

Immer wenn der Körper sich in einem emotionalen oder körperlichen Ausnahmezustand befindet, steigt der Verbrauch an Glutathion an. Aber auch bei Erschöpfung herrscht ein großer Bedarf für das Tripeptid. Hinzu kommen weitere Faktoren, die für einen verstärkten Abbau von Glutathion verantwortlich sind. Dazu gehören Zigarettenrauch, Verletzungen, Luft- und Wasserverschmutzung, radioaktive Bestrahlung, eine Übersäuerung durch falsche Ernährung, oder auch chemische Reinigungsmittel wie sie beim Hausputz zum Einsatz kommen.

Aber auch die Genetik kann für einen Mangel an Glutathion verantwortlich sein. Wenn genetisch bedingte Störungen vorliegen, leidet auch der Glutathion-Pegel darunter. So gibt es den Glutathion-Synthetase-Mangel. Dieser kommt nicht sehr häufig vor und zeichnet sich als autosomal rezessive Erkrankung aus. Dass die Erkrankung autosomal ist bedeutet, dass nicht die Geschlechtschromosomen sondern die Autosomen genetisch abgewandelt sind. Und da die Erkrankung auch noch rezessiv (zurücktretend" oder „nicht in Erscheinung tretend) ist, müssen beide Elternteile die Krankheit an den Nachkommen weiterreichen, damit sie zu Tage tritt. Rezessiv steht hier also im Kontrast zu dominant vererbt. Hier würde es genügen, wenn nur ein Elternteil den entsprechenden Erbcode weitergibt. Ein Glutathion-Synthetase-Mangel ist jedoch nicht immer gleich schwer ausgeprägt.

Er kann in seiner Stärke von schwach bis schwer vorliegen. Ist der Mangel lediglich schwach ausgeprägt bedeutet dies, dass die roten Blutkörperchen zerstört werden. Wird der Mangel als mittelschwer eingestuft, liegt eine hämolytische Anämie (Blutarmut) vor, das Blut weist einen höheren pH-Wert, ebenso wie das Gewebe. Neurologische Symptome treten dann auch noch erschwerend auf, wenn der Glutathion-Synthetase-Mangel schwer ist. Welche neurologischen Symptome genau auftreten, kann von Patient zu Patient variieren. Möglich sind unter anderem epileptische Anfälle oder eine nicht mehr beherrschbare Körperkoordination.

Auch die Sprache kann unter dem schweren Mangel leiden. Verantwortlich für den Mangel an Glutathion ist das GSS Gen, das sich einer Mutation unterziehen musste. Eigentlich ist das GSS Gen dafür verantwortlich, die Produktion der Glutathion-Synthetase zu sichern. Durch die Mutation kann es dieser Aufgabe nicht mehr nachkommen. Die Glutathion-Synthetase kann also nicht mehr dafür sorgen, dass das Glycin sich an Glutaminsäure und Cystein heften kann. Die Glutathion Synthese ist dadurch unvollständig.

Es gibt noch eine weitere genetische Störung die nennenswert ist, nämlich die Störung der Glutathion-S-Transferase. Dies bewirkt, dass in Phase zwei der Biotransformation der Entgiftung nicht mehr in vollem Maße nachgekommen werden kann. Fällt das Enzym aus, können ganz unterschiedliche Umweltgifte nicht mehr abgebaut werden. Der Körper wird gegenüber umweltlichen Einflüssen empfindsamer, was sich in diversen Erkrankungen äußern kann.

Glutathion: Bedeutung für unsere Gesundheit

Glutathion ist ausgesprochen wichtig für einen gesunden Organismus. Eine besonders relevante Funktion des Glutathions ist das Unschädlichmachen von reaktiven Sauerstoff-Spezien. Darunter fallen u.a. auch freie Radikale.

Was sind freie Radikale und warum können sie für den Körper schädlich sein?

Freie Radikale sind kurzlebige und aggressive Sauerstoff-Verbindungen. Ihnen wird nachgesagt, sogar an der Entstehung von Krebs beteiligt zu sein. Die Entstehung solcher freien Radikalen kann auf unterschiedliche Weise erfolgen. Wer sich oft und intensiv der Sonneneinstrahlung aussetzt läuft Gefahr, die Bildung freier Radikale zu fördern. Dasselbe gilt für das regelmäßige Ausüben von Hochleistungssport, da so der Stoffwechsel angeregt wird. Aber auch einige komplexe Stoffwechselprozesse sorgen für eine angeregte Bildung freier Radikale.

Einmal in Gang gesetzt, löst die Bildung freier Radikale eine Kettenreaktion im Körper aus. Freie Radikale enthalten lediglich ein Elektron und halten sich daher vermehrt an andere Molekülverbindungen, um diesen Elektronen wiederum streitig zu machen.

Verlieren diese Molekülverbindungen nun Elektronen, werden sie ebenfalls zu freien Radikalen. Dieser Prozess führt dazu, dass wichtige Stoffwechselprozesse beeinträchtigt und sogar Körperzellen geschädigt werden können. Auch Krankheiten werden gefördert und eine Schädigung der Erbsubstanz ist ebenfalls möglich.

Hier setzt der Oxidationsschutz an, den das Glutathion bietet. Glutathion ist also ein wichtiger Bestandteil eines gut aufgebauten körpereigenen Abwehrmechanismus', um sich gegen freie Radikale zu schützen. Eine Reaktion mit Sauerstoff wird unterdrückt und die zerstörerische Wirkung der freien Radikalen kann gemindert werden.

Genauer gesagt gibt das reduzierte Glutathion (G-SH) mit dem Wasserstoff der SH-Gruppe ein Elektron ab. Die reaktive Sauerstoff-Spezies kommt also nicht mehr zu ihrem eigentlichen Ziel, nämlich ihr fehlendes Elektron dahingehend auszugleichen, indem es anderen Molekülen entrissen wird. Dieser Vorgang durch das Glutathion wird als Redoxsystem bezeichnet.

Die reaktiven Sauerstoff-Spezien die es für das Glutathion gilt zu bekämpfen, können wie bereits erwähnt u.a. durch intensive Sonneneinstrahlung und Hochleistungssport vermehrt entstehen. Ebenso sind aber auch synthetische Medikamente, eine ungesunde

Ernährungsweise oder auch (vor allem) Umwelt- und Nahrungsgifte Auslöser für eine vermehrte Bildung der Sauerstoff-Spezien.

Doch Glutathion dient selbstverständlich nicht nur zur Bekämpfung der freien Radikalen, auch wenn dies eine der wichtigsten Hauptaufgaben des Peptids ist. Es ist durchaus auch in weitere Vorgänge des menschlichen Stoffwechsels involviert. Dass es für den Körper elementar ist um die Gesundheit aufrechterhalten zu können lässt sich bereits daran erkennen, dass Glutathion in allen Zellen vorkommt.

Da Glutathion die Zellen in ihrer Funktionsfähigkeit unterstützt, beeinflusst es verschiedene Vorgänge im Körper positiv. Dazu gehören u.a. die DNA-Synthese, die Proteinbiosynthese und die Enzymak-tivierung. Auch die Funktion der Zellrezeptoren wird gefördert. Der NO-Zyklus wird reguliert. Dies ist dahingehend wichtig, da ein unregulierter NO-Zyklus zu Zellschädigungen führen kann. Glutathion unter-stützt auch die Entgiftung von Substanzen, die an der Entstehung von Krebs beteiligt sind. Fettsäuren, die für die Zellwände und Nervenschutzhüllen benötigt werden, können sich dank Glutathions besser entwickeln. Darüber hinaus agiert Glutathion als Steuermolekül bei der Zellteilung. Dadurch wird ein gesundes Wachstum gefördert und es kann eine re-gelmäßige Erneuerung des Gewebes stattfinden. Dies sind einige der relevantesten, jedoch noch lange nicht alle Funktionsweisen von Glutathion im Organismus.

Die vielseitige Beeinflussung der körperlichen Gesundheit zeigt sich in ebenso mannigfaltigen Wirkungsweisen. Glutathion sorgt dafür, dass der Sauerstoffgehalt im Blut ansteigt. Auch unterstützt Glutathion die Mitochondrien (Kraftwerk der Zelle) dabei, den Körper mit ausreichend Energie zu versorgen. Dadurch steigert sich die Aktivität und einem allgemeinen Schlappheitsgefühl wird entgegengewirkt.

Gehirn:

Durch Glutathion wird die Durchblutung des Gehirns gefördert. Zudem ist reduziertes Glutathion für das Gehirn wichtig, um oxidativen Stress zu vermeiden. Dafür beseitigt Glutathion reaktive Sauerstoffspezies. Das Gehirn ist in hohem Maße anfällig für freie Radikale und die dadurch möglichen Schädigungen. Unglücklicherweise ist gerade das Gehirn oft nicht vermehrt in der Lage, sich selbst gegen oxidativen Stress wehren zu können. Daher ist es besonders anfällig für Lipidperoxidation. Darunter versteht man eine oxidative Degradation von Lipiden. Zu einem solchen Zustand kommt es, wenn reaktive Radikale sich an den Elektronen von Lipiden der Zellmembran bedienen. Hier kann es zu einer Kettenreaktion kommen. Das Ergebnis ist eine Zellschädigung.

Das Gehirn macht zwar nur einen geringen Teil der Körpermasse aus, benötigt dafür jedoch einen erheblichen Teil des verfügbaren Sauerstoffs. Im Gehirn befinden sich viele Lipide mit ungesättigten Fettsäuren. Dadurch wird es zum hervorragenden Angriffspunkt für eine solche Lipidperoxidation.

Ein Augenmerk sollte auch auf Schwermetalle gelegt werden. Diese sind praktisch überall in der Umwelt zu finden. Schwermetalle wie Blei, Kadmium und Quecksilber können sich im Gehirn ablagern und Gehirnzellen abtöten. Mit dem Verlust solcher Zellen steigt die Gefahr, an Alzheimer und Demenz zu erkranken. Gänzlich vermeiden lässt sich der Kontakt mit Schwermetallen nicht. Dies gilt einmal mehr, sollte man in der Großstadt wohnen und dort regelmäßig Feinstaub und Abgasen ausgesetzt sein.

Glutathion kann hier als eine Art Entgifter und Reiniger für das Gehirn genutzt werden. Glutathion löst Schwermetalle aus Eiweißverbindungen und unterstützt den Körper dabei, sich dieser zu entledigen.

Die Bekämpfung der freien Radikale durch das Glutathion trägt zudem zur Erhaltung des Gehirngewebes bei. Glutathion recycelt auch das im Gehirn vorhandene Vitamin E, welches u.a. die Aufgabe hat, die Azidität (Säurenwert) im Gehirn auf einem niedrigen Level zu halten. Alles in allem kann also gesagt werden, dass Glutathion für die Gesundheit und die

Funktionsfähigkeit des Gehirns eine wichtige Rolle spielt.

Zellstoffwechsel, Zellteilung:

Ein Mangel an Glutathion wirkt sich auch auf den Zellstoffwechsel aus. Auch hier geht es vor allem wieder um das reduzierte Glutathion, G-S-H, dem die relevantere Rolle im Körper zukommt. Bei oxidativem Stress steht der Organismus unter dem Einfluss Reaktiver Sauerstoff-Spezies. Je stärker dieser Einfluss ist, umso mehr G-S-H wird verbraucht und wird in oxidiertes Glutathion umgewandelt. Hier sollte nun das Enzym Glutathion-Reduktase ins Spiel kommen. Dieses übernimmt die Aufgabe, sich des oxidierten Glutathions anzunehmen und dieses zu regenerieren. Regenerieren bedeutet in diesem Fall, das oxidierte Glutathion wieder in reduziertes Glutathion umzuwandeln. In der heutigen Zeit kommt das Enzym Glutathion-Reduktase jedoch häufig an seine Grenzen.

Zu viel oxidiertes Glutathion befindet sich im Körper. Das Enzym kann einer Aufgabe nicht mehr vollständig nachkommen. Egal wie viel oxidiertes Glutathion regeneriert wird, es bleibt immer noch etwas übrig, das nicht regeneriert werden kann. So kommt es dann zu einem Ungleichgewicht zwischen G-S-H und G-S-S-G. Dies wirkt sich negativ auf den Zellstoffwechsel aus. Dies wiederum sorgt dafür, dass die Mitochondrien, also die Zellkraftwerke, zu wenig Adenosintriphosphat produzieren. Adenosintriphosphat ist jedoch essentiell wenn es um die Lieferung von Energie für den Stoffwechsel geht. Jedes Lebewesen ist auf einen ausreichenden Gehalt an Adenosintriphosphat angewiesen, damit die Zellen richtig arbeiten können.

Liegt eine solche Dysfunktion der Mitochondrien vor, kann es zu Erschöpfungserscheinungen kommen, die bis hin zum Fatigue-Syndrom und dem chronischen Erschöpfungs-Syndrom reichen können. Wird Adenosintriphosphat nicht mehr in ausreichendem Maße freigesetzt, leidet der Betroffene unter einem erheblichen Energiedefizit. Dass die Energiekraftwerke derart geschädigt werden und eine solche Dysfunktion eintreten kann, liegt an Belastungen durch Xenobiotika. Zu Xenobiotika (->körperfremde Substanzen, welche meist chemisch, zunehmend aber auch mittels biotechnologischer Verfahren hergestellt warden) zählen unterschiedliche körperfremde Stoffe wie Antibiotika, Aldehyde oder auch Pestizide. Ebenso kann biologisch wirksamer Elektrosmog zu Störungen der Energiekraftwerke führen. Es kommt zu oxidativem Stress und damit zu einer gesteigerten Anzahl an freien Radikalen. Diese wiederum rufen Gendefekte bei dem Betroffenen hervor. Dieser leidet in einem solchen Fall auch unter Enzymfehlfunktionen.

Ist es soweit gekommen, tritt eine Schwächung des

bedeutendsten intrazellulären Elektronendonator sowie des Entgiftungssystems ein. Das Glutathion-Redoxsystem funktioniert nicht mehr richtig. Das reduzierte Glutathion ist in so geringem Maße vorhanden, dass nicht mehr genügend Elektronen gespendet werden können. Und so sind die Mitochondrien (Zellkraftwerke) den freien Radikalen praktisch schutzlos ausgeliefert.

Bei Glutathion handelt es sich also um das bedeutendste intrazelluläre (innerhalb der Zelle) Antioxidans. Damit der Zellstoffwechsel normal funktionieren kann, muss Glutathion für ein optimiertes intrazelluläres Redoxpotential sorgen. Damit die Glutathionsynthese den gewünschten Effekt erzielen kann, sind zwei wichtige Faktoren erforderlich. Die exogene (Prozesse, die von außen auf den Körper einwirken) Cysteinzufuhr muss gewährleistet sein und das extrazelluläre (außerhalb der Zele) Verhältnis zwischen Glutamat und Cystein muss stimmen.

Produktion lebensnotwendiger Körpereiweiße

Glutathion unterstützt den Transport der Aminosäuren in die Zellen. Das Tripeptid kann als Notreserve der Aminosäure Cystein bezeichnet werden. Aus diesem Grunde kommt Glutathion auch die Funktion zu, lebensnotwendige Körpereiweiße zu produzieren, was damit zusammenhängt, dass ohne Cystein keine Eiweißproduktion stattfinden kann.

Eiweiße sind für einen gesunden Körper unabding-
bar. Je größer die physische oder psychische Belastungen ausfallen, desto mehr Eiweiße werden verbraucht. Kommt es zu einem Eiweißmangel, kann
sich dies auf unterschiedlicher Weise äußern. Der
Betroffene kann sich zunehmend erschöpft fühlen,
die Leistungsfähigkeit (mental als auch körperlich)
nimmt ab, das Immunsystem ist gestört, die Körperzellen können sich nicht mehr wie gewohnt
reparieren, die Haut altert verfrüht, oder aber der
Stoffwechsel fährt runter.

Die Bausteine der Eiweiße sind ihrerseits die Aminosäuren. Bei den Aminosäuren lassen sich 10 essen-
tielle sowie semiessentielle feststellen, die der Körper
nicht selbst herstellen kann. Das heißt, sie müssen
vornehmlich mit der Nahrung aufgenommen werden.
Empfohlen wird ein Eiweißanteil der täglichen
Nahrung von 10-25 Prozent. Die Menge ist natürlich
auch immer davon abhängig, wie schnell der eigene
Stoffwechsel arbeitet und wie viel Energie jeder
Mensch im Einzelnen verbraucht.

**Zu den erwähnten 10 lebenswichtigen Ami-
nosäuren gehören im Einzelnen:**

1. Methionin

2. Taurin

3. Leucin

4. Lysin

5. Phenylalanin

6. Histidin

7. Tryptophan

8. Isoleucin

9. Valin

10. Threonin

Je der genannten Aminosäuren erfüllt dabei einen eigenen, sehr wichtigen Zweck im Körper und trägt so zum Gewebeaufbau, zum Zellstoffwechsel und zur Regeneration der Zellen bei.

Eine weitere wichtige Aminosäure und damit ein Grundbaustein der Proteine ist Cystein, eine der Aminosäuren, die in der Struktur von Glutathion zu finden sind.

Cystein findet sich vor allem in Haaren und Nägeln, trägt aber ebenso dazu bei, dass Knochen, Haut und Knorpel gesund wachsen und sich entwickeln können. Cystein wird kann von der Leber aus anderen Aminosäuren hergestellt werden. Diese Arbeit übernehmen die nichtessentiellen Aminosäuren Serin und Methionin. Cystein zeichnet sich nicht durch eine große Stabilität aus. Vielmehr läuft es schnell Gefahr, durch chemische Reaktionen zerstört zu werden. Damit dennoch ausreichend Cystein da ist, um die

Proteinsynthese sicherzustellen, sind die Zellen, insbesondere die Leberzellen, dazu in der Lage, Cystein und zwei weitere Aminosäuren in Glutathion zu verwandeln.

Immunsystem:

Glutathion ist bekannt und geschätzt und für seine immunsystemfördernde Wirkung. Dem Körper fällt es leichter Lymphozyten zu reproduzieren und zu aktivieren. Diese Lymphozyten sind ausgesprochen wichtig für ein ausgewogenes und funktionierendes Immunsystem. Sie zählen zu den weißen Blutkörperchen und werden gemeinhin auch als Gedächtniszellen bezeichnet. Diesen Namen haben sie ihrer Vorgehensweise im Körper zu verdanken. Gelangt ein Krankheitserreger in den Körper, wird er von den Lymphozyten sprichwörtlich gescannt. Die Struktur des Krankheitserregers wird registriert und abgespeichert. Kommt es zu einer erneuten Infektion und der Krankheitserreger gelangt wieder in den Körper, erkennen die Lymphozyten ihn direkt und können ihn als negativ für die Gesundheit einstufen. So kann er sofort unschädlich gemacht werden.

Glutathion in ausreichendem Maße im Organismus ist daher unerlässlich für ein funktionierendes und aktives Immunsystem. Ist ausreichend Glutathion vorhanden, können die Lymphozyten entsprechend aktiv werden. Kommen Lymphozyten mit Antigenen in Berührung, müssen diese schnell reagieren und sich rasch vermehren. Hinzu kommt die Notwendigkeit der Bildung von Antikörpern und Interleukinen. Damit Lymphozyten zu all dem in der Lage sind, benötigen sie Sauerstoff in hohem Maße. Können sie dafür nicht auf ausreichend Glutathion zurückgreifen, laufen sie Gefahr, sich Oxidationsschäden auszusetzen.

Alzheimer, Parkinson, Creutzfeldt-Jakob:

Bei Alzheimer oder auch Parkinson handelt es sich um neurodegenerative Erkrankungen. Werden die Zellen nicht ausreichend mit Glutathion versorgt, obwohl sie in höchstem Maße darauf angewiesen sind, gerade wenn es sich um Zellen des neuronalen Systems handelt, droht ein Absterben der selbigen. Ein Blick auf entsprechende Studien zeigt, dass eine gezielte Vergabe von Glutathion hier Milderung bzw. Verzögerung von neurodegenerativen Krankheiten erzielen kann.

In Italien wurde an der Universität Sassari eine Untersuchung mit Parkinson Patienten durchgeführt. Zweimal am Tag erhielten diese 30 Tage lang Glutathion. Im Anschluss daran wurde 6 Monate lang beobachtet, wie sich die Symptomatik der Patienten entwickelt. Festgestellt wurde, dass jeder der Patienten eine Besserung seines Krankheitsverlaufes verzeichnen konnte. Nachdem das Glutathion abgesetzt wurde, hielt dieser Effekt sogar noch bis zu 4 Monate an. Die an der Untersuchung beteiligten Forscher kamen zu der Annahme, dass Glutathion nicht nur über einen therapeutischen Effekt bei einer Parkinson Erkrankung verfügt, sondern auch eine Verschlechterung bzw. ein Fortschreiten der Krankheit hinauszögern kann. Dr. Perlmutter, seines Zeichens amerikanischer Neurologe, befasst sich bereits seit 1998 mit der Behandlung von Parkinson Erkrankungen mit Hilfe von Glutathion. Seine Erfahrung zeigt, dass es in manchen Fällen lediglich 15 Minuten bedarf, bis es zu einer Minderung der Symptome kommt, nachdem Glutathion intravenös verabreicht wurde. Er hält es für angemessen, eine intravenöse Therapie dreimal wöchentlich in Betracht zu ziehen. Je nach Schwere des Krankheitsverlaufs auch öfter.

Anti-Aging / Frei Radikale:

Der Glutathion-Spiegel nimmt mit zunehmendem Alter ab. Das ist ein natürlicher Vorgang im Körper, wobei jedoch noch nicht nachgewiesen werden konnte, was diesen in Gang setzt. Einerseits kann der abnehmende Glutathion-Spiegel durch einen schnelleren Verbrauch hervorgerufen werden, sprich, mit zunehmendem Alter benötigt der Körper mehr Glutathion und zieht dieses somit vermehrt aus den Zellen um den Bedarf zu decken. Andererseits kann der sinkende Glutathion-Spiegel auch mit einer verminderten Produktion zusammenhängen. Es kann also ebenso möglich sein, dass, je älter der Körper wird, er weniger Glutathion selbst produziert. Letztlich ist es jedoch eine Tatsache, dass weniger Glutathion im Körper ist, je älter man wird. Umso wichtiger wird es dann, dem Körper von außen das dringend benötigte Peptid zuzuführen. Anderenfalls führt ein Mangel an Glutathion dazu, dass der Alterungsprozess beschleunigt wird.

Im Umkehrschluss bedeutet dies auch, dass ein hoher Glutathion-Spiegel mit einer hohen Lebenserwartung eng verknüpft ist.

Glutathion kann vorzeitigem Altern entgegenwirken. Viel Glutathion bedeutet viele Radikalfänger. Diese werden in den Zellen aktiv und nehmen sich der zellzerstörenden freien Radikalen an. Sind diese erst einmal unschädlich gemacht, können sie den Alterungsprozess nicht mehr beschleunigen. Es lohnt an dieser Stelle, noch einmal auf die Bedeutung der freien Radikale etwas genauer einzugehen. Atome im Körper bilden in der Regel stets paarweise Elektronen in der Atomhülle. Diese Paarweise-Bildung kann jedoch gestört werden. Dies kann aufgrund von Stoffwechselprozessen aber auch durch verschiedene andere Reaktionen der Fall sein, so dass ein Elektron verloren geht. Das Molekül möchte diesen Zustand jedoch nicht hinnehmen und begibt sich intensiv auf die Suche nach anderen Molekülen, denen es wiederum ein Elektron entreißen kann, um den eigenen Elektronenmangel auszugleichen. Auch gesunde Körperzellen können so ein Elektron verlieren, werden sie einmal angegriffen.

Das attackierte Molekül versucht nun seinerseits wieder, den Elektronenmangel auszugleichen, was zu der bereits angesprochenen Kettenreaktion führt. Auf Dauer kann so die Zellmembran zerstört oder gar der genetische Code verändert werden. Auch ist es möglich, dass Entartungen eintreten, die ihrerseits wiederum den Körper krank machen und sogar zu einer Bildung von Tumoren führen können. Der Körper ist also voll von stabilen (zwei Elektronen) und instabilen (ein Elektron) Sauerstoffmolekülen. Damit der menschliche Organismus gesund bleibt und alle Lebensfunktionen erhalten bleiben, müssen in jedem Fall stabile Moleküle vorhanden sein.

Freie Radikale entstehen dabei als Nebenprodukt während des Zellstoffwechsels und zwar in durchaus großen Mengen. Freie Radikale sind jedoch nicht gänzlich nur als negativ für den Körper anzusehen. Sie sind ebenfalls sehr wichtig, um Infektionserreger abzuwehren. Jedoch sind es eben auch sie, die die Körperzellen angreifen. Sie machen das Fett der Zellen ranzig und fügen den Proteinen Schäden zu. Die Schäden gehen sogar dahin, dass die Zellenfunktion gestört wird und die Zelle abstirbt.

Und eben diese Zellschädigungen treiben das Altern voran. Wissenschaftler sind zu dem Ergebnis gekommen, dass ab dem 50. Lebensjahr hier ein nicht mehr rückgängig zu machender Prozess im Gang ist. Bis dahin sind etwa 30% des Zellproteins den freien Radikalen zum Opfer gefallen. Dieses Zellprotein ist nicht mehr brauchbar. Natürlich lässt sich das Altern nicht gänzlich aufhalten. Es kann jedoch durchaus verzögert werden und die typischen Alterungserscheinungen lassen sich hinauszögern. Unverzichtbar dafür sind ausreichend Antioxidantien im Körper.

Antioxidantien sind also lebenswichtig im Kampf gegen die freien Radikale. Der menschliche Körper hat von Natur aus eigene Abwehrmechanismen, durch die Elektronen abgegeben werden und die die instabilen Moleküle so neutralisieren. Das besondere hierbei ist: geben Antioxidantien Elektronen von sich aus ab, werden sie nicht selbst zu freien Radikalen. Der gefährliche Kreislauf wird also an dieser Stelle unterbrochen. Wenn allein der Stoffwechsel für den Verlust der Elektronen der Moleküle verantwortlich ist, ist ein gesunder Körper meist in der Lage, diese selbstständig zu neutralisieren. Doch in der heutigen Zeit sind es vor allem auch die Einflüsse von außen, die für eine vermehrte Bildung von freien Radikalen sorgen. Dies fängt bei der Luftverschmutzung an, reicht über den inhalierten Zigarettenrauch und das Einatmen von Auspuffgasen und endet noch lange nicht psychischem Druck und Stressbelastungen. All dies setzt dem Organismus zu und fördert die Entstehung von freien Radikalen. Der körpereigene Abwehrmechanismus kann dies allein nicht mehr bewältigen und benötigt zur Neutralisierung der freien Radikalen Unterstützung.

Ein ausgewogenes Gleichgewicht zwischen freien Radikalen und Antioxidantien ist wichtig, da es maßgeblich mitbestimmt, in welchem Maße die Zelle altert. Eine etwa 30-jährige Person hat in der Regel einen ausreichenden Reparaturmechanismus, um sich selbst gegen die freien Radikale zur Wehr setzen zu können. Ab dem 30. Lebensjahr jedoch wird es zunehmend wichtig, den Körper mit zugeführten Antioxidantien zu unterstützen, da eine angespannte Versorgungssituation gegeben ist was Glutathion und auch andere Antioxidantien betrifft, die mit jedem Lebensjahr ansteigt. Dass gerade bei älteren Menschen weniger Glutathion vorhanden ist, ist gerade dahingehend kontraproduktiv, da eine höhere Konzentration Glutathion dem Alterungsprozess entgegenwirkt, die Funktionen des Gedächtnis stärkt und allgemein für ein besseres Gesundheitsgefühl sorgt.

Schon 20% mehr Glutathion im Organismus kann dafür sorgen, dass die Chancen, an Hypertonie (Bluthochdruck) oder anderen cardio-vaskulären Syndromen zu leiden, oder aber an Arthritis oder neurodegenerativen Erkrankungen zu erkranken, sich um ein Drittel senken können. Glutathion ist daher eine wirksame Abwehr und kann effektiv im Bereich Anti-Aging eingesetzt werden um DNA-Reparatur-Prozesse einzuleiten.

Entgiftung:

Der Körper ist Tag für Tag der Zufuhr verschiedenster Schadstoffe ausgesetzt, gegen die es sich gilt zu wehren. Glutathion kommt da genau richtig, denn wann immer sich Gift im Körper befindet und neutralisiert bzw. ausgeschieden werden soll, kommt das Peptid zum Einsatz. Dies zeigt sich beispielsweise daran, dass Patienten die sich einer Chemo- oder Strahlentherapie unterziehen müssen, diese besser vertragen. Glutathion schwächt die Wirkung, die von Strahlungen unterschiedlicher Art ausgehen und die oft eine schädliche Wirkung auf den Körper haben. Auch Gifte die dem Körper in Form von Zigaretten und Alkohol zugeführt werden, verlieren etwas an schädlicher Wirkung wenn ausreichend Glutathion im Organismus vorhanden ist. Eine weitere Wirkungsweise von Glutathion ist, dass toxische Stoffwechselprodukte sowie Abbauprodukte von Medikamenten neutralisiert werden. Dadurch verlieren sie ihren schädlichen Einfluss auf den Körper.

Fettlösliche Giftstoffe werden in der Leber gelagert. Zu dieser Art von Giftstoffen gehören u.a. Schwermetalle oder auch Lösungsmittel. Die Leber leidet unter dieser Einlagerung, da sie mit weniger

Sauerstoff versorgt wird. Kommt nun Glutathion ins Spiel, geht es eine Verbindung mit diesen fettlöslichen Giftstoffen ein. Durch diese Verbindung werden sie wasserlöslich. Dadurch ist es möglich, die Giftstoffe auf natürlichem Wege ganz einfach auszuscheiden. Auch bei Zahnfüllungen mit Amalgam zeigt Glutathion seine Wirksamkeit. Auch hier geht das Peptid eine Bindung ein. Und zwar mit dem Quecksilber oder Kadmium, das in den Zahnfüllungen vorzufinden ist. Hier bewirkt die Verbindung, dass die toxischen Eigenschaften von Quecksilber und Kadmium reduziert werden.

Glutathion spielt also eine überaus signifikante und vielschichtige Rolle im Bereich Detoxing. Ein genauerer Blick lohnt auf die Entgiftung von Amalgam und anderen Schwermetallen mit Hilfe von Glutathion. In der Regel verfügt jeder gesunde Mensch über eine ausreichende Menge an sogenannten Thiolverbindungen, die u.a. als Glutathion im Körper vertreten sind. Bei Thiolverbindungen handelt es sich um eine besondere Art der Schwefelverbindung. Die meisten Körperproteine, die sich aus Aminosäuren zusammensetzen, enthalten diese Thiolverbindungen. Zu eben diesen Aminosäuren mit Thiolverbindungen zählen Taurin, Cystein, Methionin und Cystin. Quecksilber Ionen, wie sie in Amalgamplomben vorhanden sind, heften sich sprichwörtlich an die Thiolverbindungen und werden von diesen in die Körperzellen getragen.

Dort führen sie zu einer negativen Störung der Proteinfumktionen. Dies geschieht nicht nur kurzfristig, sondern kann auch langfristige Schädigungen bedeuten, wenn sich die Quecksilber Ionen erst einmal fest in den Zellproteinen verankert haben. Körperzellen haben die Angewohnheit, sich bestimmter Aminosäuren zu bedienen, diese umzuwandeln und einzulagern. So können die Zellen jederzeit auf die Aminosäuren zurückgreifen, wenn diese benötigt werden, um Zellen zu reparieren oder neuzubilden. Dabei sind immer die Moleküle dafür verantwortlich, welche Prozesse genau in den Zellen vor sich gehen. Die Zellmembran setzt sich aus Fettmolekülen und Proteinen zusammen. Gelangen Quecksilber Ionen an die Zellmembran, entsteht eine Reaktion mit eben diesen Proteinen, welche sich nachteilig auf die Gesundheit der Zellmembran auswirkt. Ist die Zellmembran erst einmal geschädigt, fällt es Schadstoffen leicht, in die Zellen zu gelangen und dort weiteren Schaden anzurichten. Diese Schäden können im schlimmsten Fall so weitreichend sein, dass dies zum Zelltod führt. Auch Quecksilber Ionen können in den Zellkern gelangen. Ist dies erst einmal geschehen, nehmen sie den Platz bestimmter Atome aus dem DNA-Molekülverbund ein. Die Quecksilber Ionen lagern sich an deren Stelle ein.

Dies kann die Zelle komplett zerstören oder sie mutieren lassen, was u.a. zu Krebs führen kann.

Quecksilber greift zudem auch die Enzyme an, welche im Körper zur Bekämpfung von freien Radikalen vorgesehen sind. Wenn diese Schutzbarriere erst einmal eingebrochen ist, führt dies zu einer Schwächung des Immunsystems. Der Körper wird wesentlich angreifbarer für äußerliche Einflüsse.

Untersuchungen mit Quecksilber Ionen haben ergeben, dass sich vor allem das Zellenzym Glutathion-Peroxid und das Körperprotein Glutathion vermehrt Angriffen durch die Quecksilber Ionen ausgesetzt sehen. Das Zellenzym setzt sich aus den Aminosäuren Glycin, Cystein und Glutaminsäure zusammen. Hinzu kommen pro Molekül noch 4 Atome Selen. Das Zellenzym Glutathion-Peroxid übernimmt bei Vergiftungen durch Quecksilber eine wichtige Aufgabe. Dies liegt daran, dass es praktisch in jeder Körperzelle vorhanden ist. Glutathion-Peroxid enthält die genannten Thiolverbindungen, die sich den Quecksilber Ionen annehmen und diese an sich binden. Daher kommt Glutathion gerade bei der Entgiftung eine überaus relevante Rolle zu.

Eine chronische Vergiftung zeichnet sich daher auch stets maßgeblich durch einen deutlichen Mangel an Glutathion aus. Hinzu kommt ein Mangel an frei verfügbaren Thiolverbindungen. Das Quecksilber, oder auch andere Schwermetalle die in den Körper gelangt sind, blockieren die Thiolverbindungen. Zudem fällt es dem Körper bei einer Vergiftung erheblich schwerer diese Substanzen selbst zu produzieren. Eine erfolgreiche Entgiftungskur führt dem Körper daher auch immer Thiolverbindungen zu. Es ist wichtig, die Giftstoffe aus dem Körper zu befördern. Nur dann ist eine Entgiftungskur wirklich effektiv. Es genügt nicht, die Giftstoffe lediglich zu lösen. Denn in einem solchen Fall zirkulieren sie weiter im Organismus und können sich jederzeit erneut einlagern. Dies führt zu den gleichen Problemen an Organen und Geweben und wird auf Dauer nie den gewünschten Erfolg bringen. Nur was den Körper verlässt, kann ihm nicht mehr schaden. Hier kommt das Glutathion wieder ins Spiel, denn dieses übernimmt genau diese Aufgabe. Glutathion löst Schwermetalle aus den Proteinverbindungen.

Danach überlässt Glutathion die Giftstoffe jedoch nicht sich selbst und gibt ihnen so die Möglichkeit, sich anderenorts wieder festzusetzen, sondern bindet sie vielmehr an sich und ermöglicht so ein wirksames Ausscheiden. Doch das ist noch nicht alles, was Glutathion im Vergiftungsfall für den Körper tun kann. Glutathion entzieht dem Körper nicht nur etwas, sondern gibt ihm auch wieder etwas zurück. In diesem Fall sind dies unvergiftete Glutathionverbindungen. Diese treten an die Stelle der vergifteten Verbindungen, die von dem Tripeptid zuvor entfernt wurden. Der Körper wird so also nicht nur von lästigen und schädlichen Giftstoffen befreit, sondern kann mit Hilfe von Glutathion sogar gleich auch noch eine Regeneration einleiten. Glutathion ist daher bei einer erfolgreichen Entgiftung unumgänglich.

Um an dieser Stelle besonders genau zu sein: Bei Glutathion handelt es sich um ein Protein, welches sich mit dem Enzym Peroxidase vereint. Dadurch entsteht das bereits weiter oben erwähnte Enzym Glutathion-Peroxidase. Ihm kommen vielfältige Aufgaben in der Zellmembran zu, zudem hält es Schäden von den Zellen fern und hilft ihnen beim Stoffwechsel. Dass neben den drei Aminosäuren auch 4 Atome Selen enthalten sind zeigt, dass auch Selen hier eine wichtige Rolle bei der Entgiftung spielt. Gerade wenn es um Vergiftungen durch Amalgam geht, kann immer wieder festgestellt werden, dass der Betroffene einen deutlichen Mangel an Selen aufweist. Wenn im Rahmen von Entgiftungsprozessen davon gesprochen wird, dass sich Quecksilber Ionen an Thiolverbindungen binden, dann bedeutet dies in aller Regel, dass die Thiolverbindungen sich an das Enzym Glutathion-Peroxidase heften. Und Mangel an Glutathion bedeutet dann genau genommen, dass der Körper über zu wenig Cystein, Glycin und Glutaminsäure verfügt. Um also Vergiftungserscheinungen entgegenzuwirken, müssen diese drei Aminosäuren dem Organismus zugeführt werden. Ergänzt werden sie um die Moleküle Selen.

Obwohl Glutathion überaus wirksam bei Entgiftungen ist und es sehr ratsam ist, das Tripeptid bei Entgiftungskuren einzusetzen, wird hierzulande verhältnismäßig wenig über seine Wirkungsweise berichtet. Daher ist es bisher auch noch nicht möglich, gezielt ein Medikament zu kaufen, das mit Glutathion zu Entgiftungszwecken eingesetzt werden kann. Verschiedene Großhändler aus dem Ausland jedoch ebenso wie Institute für Naturheilverfahren haben die Wirkung und die Effektivität des Enzyms für Entgiftungstherapien erkannt und stellen diesbezüglich entsprechende Medikation zur Verfügung. Gerade Schweden hat sich hier als ein Vorreiter auf diesem Gebiet herausgestellt. In Schweden ist das Medikament „Algamin" erhältlich, das sich explizit zum Einsatz bei Vergiftungen durch Amalgam eignet. Hier kann eventuell eine Rücksprache mit dem Arzt weiterhelfen, welche Bezugsquellen für dieses Medikament genutzt werden können.

Leber:

Die Leber übernimmt im Körper eine maßgebliche Entgiftungsfunktion. Glutathion kann hier eine unterstützende Wirkung übernehmen, indem es dem Organ leichter gemacht wird, Schadstoffe zu entgiften. Das Ausscheiden solcher Abfallprodukte wird gefördert.

Zudem kann Glutathion der Leber generell sehr gut helfen. Patienten mit Lebererkrankungen leiden meist auch unter einem sehr geringen Glutathion Spiegel.

Dies kann aufgrund von einer Hepatitis-Erkrankung oder einer Leberzirrhose der Fall sein. Auch regelmäßiger und starker Alkoholgenuss greift die Leber an und lässt die Glutathion-Werte nach unten rauschen. Im schlimmsten Fall sind die Werte an reduziertem Glutathion so gering, das es praktisch kaum mehr im Organismus feststellbar ist und nur noch G-S-S-G, also das oxidierte Glutathion nachgewiesen werden kann.

Was Studien am Menschen betrifft, die eindeutige Erfahrungswerte im Zusammenhang mit der Verbesserung der Leberwerte nach der Vergabe von Glutathion liefern, ist die Forschung hier noch nicht allzu weit. Jedoch gibt es ein Mäusemodell einer Leberzirrhose, das diesbezüglich durchaus Mut macht. Nachdem der Glutathion-Wert erhöht wurde, stieg hier auch die Lebenserwartung deutlich an.

Wenn man von Glutathion im Zusammenhang mit der Leber spricht, sollte der Begriff der Biotransformation erwähnt werden. Denn Glutathion beeinflusst die Biotransformation im Körper erheblich mit. Unter einer Biotransformation versteht man einen Stoffwechselvorgang. Dieser befasst sich damit, dass Substanzen die eigentlich nicht ausscheidbar sind umgewandelt werden und der Körper sich diesen dann doch entledigen kann. Normalerweise verlassen viele Substanzen den Körper über Harn oder Stuhl. Bei einigen jedoch sind diese Varianten der Ausscheidung nicht möglich und diese gilt es dann umzuwandeln. Warum diese Substanzen nicht über Harn oder Stuhl ausgeschieden werden   können kann u.a. an ihrer lipophilen Struktur liegen, das heißt sie sind besonders fettfreundlich. Dies bedeutet, dass die Substanz sich nicht im Blut lösen kann, da dieses eine zu wässrige Konsistenz aufweist. Und damit Fett sich nicht an Fett heftet und diese lipophilen Substanzen nicht im Fettgewebe eingelagert werden, müssen sie ausgeschieden werden. Zwar ist es nicht unumgänglich, dass die Substanzen ins Fettgewebe gelangen, passiert dies jedoch zu oft und sammeln sie sich dort vermehrt an, kann es der Gesundheit schaden. Dies gilt es also zu vermeiden. Ein Organ bzw. ein Gewebe dem diese Aufgabe zuteil kommt, ist die Leber. Sie kann die benötigte Biotransformation durchführen. Für eine solche Biotransformation sind zwei Phasen notwendig. In einem ersten Schritt kommt es zu einer Umwandlung. Die Substanzen, die es gilt auszuscheiden, werden an funktionelle Gruppen gebunden.

Dazu werden etwa OH- oder SH-Gruppen an die Molekülstruktur der Substanzen befestigt. Schon kann es in Phase zwei übergehen. Diese wird auch als Konjugationsphase bezeichnet. Über die neuen funktionellen Gruppen können die Substanzen nun konjugiert werden. Das heißt, sie werden mit wasserlöslichen Molekülen in Verbindung gebracht. Dadurch erfahren sie eine Umkehrreaktion ähnlich der

Multiplikation einer negativen mit einer positiven Zahl, deren Ergebnis stets negativ ist. In diesem konkreten Fall bedeutet dies, dass durch die Konjugation ein wasserunlösliches Molekül plötzlich wasserlöslich wird. Dadurch ist es nun möglich, die Substanz im Blut zu transportieren und eine Ausscheidung über Niere oder Galle wird möglich.

Die Biotransformation unterliegt dabei keinem zwingenden Ablauf. Es kann hierbei durchaus immer wieder zu Abweichungen kommen. Diese können auch durchaus negativer bzw. unerwünschter Natur sein. Die Enzyme, die die Substanz Phase eins und zwei durchlaufen lassen, legen dabei den Fokus nicht allein nur auf diese spezielle Substanz, sondern behandeln unterschiedliche Substanzen auf die gleiche Art und Weise. Während bei der einen Substanz dabei eine durchaus erwünschte und gezielte Reaktion erfolgt, kann dies bei einer anderen Substanz das Gegenteil sein. Zum Beispiel kann eine ungiftige Substanz giftig werden und eine Substanz, die sich zuvor durch ihre biologische Inaktivität auszeichnete, wird plötzlich aktiv. All dies ist durch die Transformation möglich, passiert jedoch nicht allzu häufig. Solche Reaktionen auf die Biotransformation sind meist nur bei Medikamenten zu beobachten, bei denen die Metaboliten eine erhöhte Wirksamkeit gegenüber der Muttersubstanz aufweisen. Mit einer solchen Reaktion muss also nicht zwangsläufig gerechnet werden.

Doch wie genau ist nun das Glutathion in die Biotransformation involviert?

Bei Phase eins ist die Rolle von Glutathion zunächst noch deutlich untergeordnet. Bzw. lässt sich sogar sagen, dass Glutathion an Phase eins der Biotransformation noch gar nicht beteiligt ist. Vielmehr wird es erst in Phase zwei aktiv. Nämlich dann, wenn es an die sogenannte Konjugation geht und die nicht wasserlöslichen Substanzen nun endlich wasserlöslich gemacht werden. Die Konjugation die diese Veränderung bewirkt kann mitunter mit Glutathion erfolgen, muss sie jedoch nicht. Glutathion ist lediglich eine von verschiedenen Konjugationsmöglichkeiten. Ist jedoch Glutathion an der Konjugation beteiligt, kommt vor allem der Glutathion-S-Transferase verstärkt Bedeutung zu.

Bei der Glutathion-S-Transferase handelt es sich um ein Enzym. Dank dieses Enzyms kann die SH-Gruppe des Glutathions sich an die Substanz angliedern, welche es gilt auszuscheiden. Diese SH-Gruppe ist dabei keine große Unbekannt. Vielmehr spielt sie bereits als reaktive Gruppe eine Rolle, wenn es darum geht, die freien Radikalen zu neutralisieren, die den Zellen sonst schaden können. Bei der Biotransformation wird nun dadurch fortgefahren, dass von der Glutathion Struktur Reste abgetrennt werden. Bei diesen Resten kann es sich etwa um Reste von

Glycyl und Glutamyl handeln. Nun erfolgt eine Verbindung mit Acetyl-CoA sowie eine Metabolisierung zu Mercaptursäure. Hierbei sind unterschiedliche Transferasen möglich.

Das liegt daran, dass unterschiedliche Gene zur Steuerung auftreten, da die Glutathiontransferasen nicht alle auf eine gemeinsame Substratspezifität ausgelegt sind. Das kommt dem Körper jedoch zugute. Denn dadurch ist der Organismus in der Lage gleich eine ganze Reihe unterschiedliche giftige Substanzen zu entsorgen. Dies geschieht völlig unabhängig von deren Glutathiontransferasen. Wie bereits erwähnt ist Glutathion nicht zwingend an der Konjugation, also an der Phase zwei der Biotransformation beteiligt. Die Biotransformation kann auch auf anderem Wege ablaufen. Möglich ist beispielsweise Glucuronsäure oder Schwefelsäure als Teil der Konjugationsphase.

Lunge:

Freie Radikale können sich auch negativ auf die Atemwege auswirken. Da ist es gut, wenn ausreichend Glutathion vorhanden ist, das als Radikalfänger auftreten kann. Schleim löst sich so besser auf und es wird effektiv gegen Emphyseme (als Emphysem wird in der Medizin ein übermäßiges oder an ungewohnter Stelle aufgetretenes Vorkommen von Luft bezeichnet) und Lungenfibrosen(Erkrankung des Lungengewebes) vorgegangen. Ist die Schleimhaut der

Atemwege Oxidantien ausgesetzt, vergrößert sie sich. Glutathion erfüllt dahingehend hier seinen Zweck, indem eine stark vermehrte Schleimbildung unterdrückt wird. Im Umkehrschluss bedeutet dies, wenn ein Patient stark unter Schleimbildung leidet, kann dies darauf hindeuten, dass hier ein Defizit an Glutathion vorliegen kann. Zudem ist Glutathion auch bei zystischer Fibrose (…ist eine vererbbare Stoffwechselstörung. Die Krankheit führt zu chronischen Entzündungen der Atemwege) wirksam. Durch das Peptid werden schädliche Oxidantien neutralisiert welche sich in der Lunge eingelagert haben.

Der Bedarf der Lunge an Glutathion ist sehr hoch. Dies liegt vor allem auch daran, da sie durch oxidativen Stress sehr schnell in Mitleidenschaft gezogen werden kann. Es wurde bisher einige grundlegende Studien durchgeführt bei denen untersucht wurde, wie sich Glutathion verhält, wenn es zum Eindringen der freien Radikale in die Lunge kommt. Als Ergebnis wurde festgehalten, dass Glutathion als Schutzmechanismus der Atemwegsorgane eine überaus signifikante und wichtige Rolle spielt. Eine japanische Studie wurde hier sogar noch etwas genauer. Im Rahmen der Studie konnte festgestellt werden, das sich Hypoxie, also Sauerstoffmangel im Gewebe, als auch Hypoglykämie, ein niedriger Blutzuckerspiegel, durch eine Anhebung des Glutathion-Spiegels verbessern lassen.

Im Lungenepithel ist hundertmal mehr Glutathion vorhanden als im Plasma. Dieser enorm hohe Bedarf der Lunge an dem Peptid legt es nahe, bei Atemwegserkrankungen einen Mangel an Glutathion als Ursache zumindest in Betracht zu ziehen und hierfür entsprechende Messungen und Untersuchungen vorzunehmen.

Krebs:

Selbst in der Vorbeugung gegen Krebs erweist sich Glutathion als überaus wirksam. Ist der Glutathion-Spiegel im Körper hoch, kann das Wachstum von Tumoren unterdrückt werden. Kanzeröses Gewebe bildet sich weniger stark aus und oxidativer Stress wird gehemmt. Auch karzinogene Säuren werden durch Glutathion beseitigt. Und wie bereits erwähnt, wird der Körper durch die durchzuführende Chemotherapie weniger in Mitleidenschaft gezogen. Der Körper ist weniger ausgezehrt und auch nicht mehr so anfällig für Krankheiten, die während einer Krebstherapie durch die allgemeine Schwächung ein leichteres Spiel haben.

Radikalfänger wie Glutathion sind wichtig, wenn es um die ergänzende Krebstherapie geht. Rückfälle können verhindert werden, da die gesunden Zellen weniger dazu neigen zu entarten. Durch die Bestrahlung entstehen vermehrt freie Radikale im Körper und wirken sich negativ auf das allgemeine Wohlbefinden aus. Der Radikalfänger Glutathion kann hier seine ganze Wirkung zeigen und die zerstörerische Wirkung der freien Radikalen mindern.

An dieser Stelle soll erwähnt werden, dass Glutathion nicht als Mittel zur Heilung von Tumoren angesehen werden kann. Jedoch konnte durch verschiedene Untersuchungen belegt werden, dass sich die Neubildung von Tumorzellen mindern lassen kann. In der Wissenschaft gibt es Hinweise, dass Glutathion die Rückbildung von Metastasen oder Rezidiven unterstützen kann. Dass es jedoch zu einer Apoptose kommen kann, also zu einem programmierten Zelltod der Krebszellen, konnte bisher lediglich bei Labor- und Tierversuchen festgestellt werden. Festgestellt wurde, dass Glutathion eine Regelfunktion zukommt, wenn es um einige enzymatische Vorgänge geht. Bedeutsam sind hier vor allem Vorgänge, die sich in Form von Reaktionen äußern, die eine Relevanz für die Krebsprophylaxe haben. Die Wissenschaft befasst sich jedoch immer wieder mit dem Einsatz von Glutathion im Einsatz gegen den Krebs. Gerade der Onkologe Prof. Dr. Dr. Ohlenschläger bezieht sich hier immer wieder gerne auf seine eigenen Studien, um die Wirksamkeit von Glutathion diesbezüglich zu unterstreichen.

Dabei wird auch immer wieder hervorgehoben, dass bei der Einnahme von Glutathion mit keinen schädlichen und nennenswerten Nebenwirkungen zu rechnen ist. Ein Grund mehr also, das Tripeptid bei der Krebsbekämpfung in Betracht zu ziehen. Glutathion kann daher begleitend zur ärztlichen Therapie eingenommen werden, stellt jedoch im Falle von Krebs nicht die alleinige medizinische Versorgung dar. Die Vorteile bei der Erhöhung des Gehalts an reduzierten Glutathion sind also zum einen eine Stärkung der antitumorosen Immunantwort und ein reduzierter oxidativer Stress wenn Zytostatika genutzt werden. Hinzu kommt die Biotransformation von krebserregenden Schadstoffen so wie auch ein besseres Umgehen des Körpers mit der durchzuführenden Chemotherapie.

Glutathion ist wie aufgezeigt also überaus vielseitig in seiner Wirkungsweise und an vielen wichtigen Prozessen im Körper beteiligt. Neben den bereits genannten Wirkungsweisen kann Glutathion jedoch noch viel mehr. Es sorgt für eine gesteigerte Produktion von Spermien, lässt Verletzungen schneller heilen und festigt Muskeln und Knochen. Nicht nur die Produktion der Spermien lässt sich zudem durch Glutathion steigern, sondern auch deren Qualität verbessern. Dies geschieht, weil durch das Peptid oxidativer Stress vermindert wird. Denn dieser ist dafür verantwortlich, das Erbmaterial schädigen zu können. Was genau ist unter dem Begriff oxidativer Stress zu verstehen? Die Radikalfänger im Körper sind dafür zuständig, die freien Radikale im Gleichgewicht zu halten. Sollte dieses Gleichgewicht jedoch gestört werden, u.a. etwa durch Entzündungen oder negative Umwelteinflüsse, sind mehr freie Radikale im Körper vorhanden, als beseitigt werden können. Es entsteht der sogenannte oxidative Stress.

Hinzu kommt, dass Glutathion auch eine entzündungshemmende Wirkung hat. Das Peptid stärkt die Vermehrung von Leukotrienen, die maßgeblich an der Abwehr von Entzündungen beteiligt sind.

Wo ist Glutathion enthalten? (Lebensmittel usw.)

Verschiedene Lebensmittel sind als Lieferant von Glutathion bekannt. Dazu gehören insbesondere Spinat, Brokkoli und rotes Fleisch.

Natürliches Glutathion ist u.a. auch in Avocados, Tomaten, Kartoffeln, Zucchini und Spargel zu finden. Obst und Gemüse sollte roh gegessen werden. Kochen und Konservieren kann den Glutathion-Gehalt senken. Dasselbe gilt für Reiben und Entsaften. Daher sind auch gerade Fruchtsäfte keine adäquate Wahl wenn man auf der Suche nach Nahrungsmitteln mit einem möglichst hohen Wert an Glutathion ist.

Verschiedene Autoren, die sich mit dem Glutathion-Gehalt von Lebensmitteln befasst haben, haben gezielte Messungen durchgeführt um herauszufinden, welche Lebensmittel welche Mengen an Glutathion enthalten, wobei der Fokus dabei auf reduziertes Glutathion gelegt wurde. Heraus kam dabei, dass Lebensmittel in ihrem Glutathion-Gehalt stark schwanken können. Glutathion ist vor allem in Pflanzenstadien mit hoher Stoffwechselaktivität gegeben. Zu diesen Lebensmitteln zählen u.a. Sprossen, rohes Obst und Gemüse, wobei hier vor allem der Spargel hervorzuheben ist, oder auch rohe (Bio)Milch. Verarbeitete Lebensmittel dagegen überzeugen nicht mit ihrem Glutathion-Gehalt. Anzumerken ist an dieser Stelle, dass es keinen Unterschied machen muss, ob das Lebensmittel frisch oder gefroren ist. Diesbezüglich konnten keine großen Unterschiede festgestellt werden was den Glutathion-Gehalt angeht.

Wer in einem der westlichen Länder lebt, ist in der Lage täglich allein über die Nahrung 0,5 g – 1 g Glutathion aufzunehmen. Von dieser Menge können etwa 150 mg als das benötigte reduzierte und aktive Glutathion angesehen werden. Wer unter einem erheblichen Glutathion-Mangel leidet und diesen vor allem durch die Nahrung ausgleichen möchte, sollte eine Tageszufuhr von 2-3 g anstreben. Im Folgenden eine kleine Auswahl an Nahrungsmitteln mit ihrem Gehalt an reduziertem Glutathion pro 100 g: roher **Spargel 26 mg, schlachtfrische Leber 737 mg, Avocado 31 mg, roher Kürbis 5,1 mg, frisch gekochte Kartoffeln 7,1 mg und Petersilie 12 mg.**

Des Weiteren: **Wassermelonen, Orangen, Tomaten, Broccoli, Zucchini und Spinat**

Darüber hinaus ist anzumerken, dass die Gehaltangabe bei einem Lebensmittel für Glutathion nicht zwingend auch wirklich die Menge sein muss, die letztlich im Organismus landet. Denn wenn Lebensmittel verarbeitet, gekocht und gelagert werden, beeinflusst das den tatsächlichen Glutathion-Gehalt und lässt ihn im Zweifel sinken. Hinzu kommt, dass viele Lebensmittel der heutigen Zeit, durch industrielle Verarbeitung mit Farbstoffen, Konservierungsstoffen u.ä. angereichert sind. Durch diese Verarbeitung beinhalten sie selbst wiederum Radikale und Chemikalien.

An dieser Stelle wird es dann interessant. Denn wenn die Nahrung Radikale und Chemikalien beinhaltet als auch reduziertes Glutathion, wird dieses direkt bei der Nahrungsaufnahme genutzt, die Radikale und Chemikalien die ebenfalls aufgenommen werden zu neutralisieren. Der Organismus gewinnt also in diesem Fall kein Glutathion, der Spiegel kann nicht ansteigen, da es bei solchen Nahrungsmitteln zu einer Nullrechnung kommt was den Glutathion-Gehalt angeht.

Glutathion hat keinen tierischen Ursprung. Vielmehr erfolgt die Herstellung durch Fermentation. Bei der Fermentation wird eine industriell vorgenommene Veredelung eingeleitet, an der enzymatische Vorgänge beteiligt sind.

Erwähnenswert ist an dieser Stelle noch, dass es eine natürliche Aminosäure namens L-Glutamin gibt. Diese schafft es, den Gehalt an Glutathion deutlich ansteigen zu lassen. Forschungsteams aus Harvard haben herausgefunden, dass L-Glutamin die Leber dazu bringt, Glutathion heranzuschaffen, indem sie das Tripeptid aufbaut, und zwar in durchaus hohen Mengen. Tierversuche der Universität Harvard zeigten, dass nach der Verabreichung von Glutamin bei den Versuchsobjekten ein Anstieg des Glutathion-Wertes von 40% im Schnitt bemerkbar war. Gleichzeitig konnte festgestellt werden dass die auf diese Weise behandelten Tiere auch länger lebten. Auch an Menschen wurde das Glutamin verabreicht. Hier konnte immerhin noch ein Glutathion-Anstieg von 20% verzeichnet werden.

Glutathion als Nahrungsergänzungsmittel (Wo, wie, was, Nebenwirkung?)

Eine ausgewogene und gesunde Ernährung ist also bereits ein wichtiger Schritt, um den Glutathion-Haushalt im Gleichgewicht zu halten. Auch eine gesunde Lebensweise, bei der Lärm und Stress weitestgehend vermieden werden trägt dazu bei, den Glutathion-Spiegel möglichst hoch zu halten. Jedoch können gerade Schadstoffe aus Luft und Nahrung nie gänzlich umgangen werden, welche ihrerseits viel Glutathion vom Körper fordern. Hinzu kommt, dass der Glutathion-Spiegel auf natürliche Weise sinkt, je älter man wird. Es ist also durchaus ratsam, dem Körper Glutathion vermehrt auch von außen zuzuführen und den Peptid-Spiegel so gezielt zu optimieren. Sehr gut geht dies mit Nahrungsergänzungsmitteln.

Das Internet ist hier eine gute und reichhaltige Bezugsquelle für unterschiedlichste Glutathion-Präparate. Bei der Auswahl des Nahrungsergänzungsmittels ist es wichtig, darauf zu achten, dass dieses über reduziertes Glutathion (G-S-H) verfügt. Denn nur dieses ist aktiv und damit wirksam. Nahrungsergänzungsmittel mit oxidiertem Glutathion erzielen nicht die gewünschte Wirkung und können den Glutathion-Spiegel nicht effektiv erhöhen.

Die gängigste Variante des Glutathion Nahrungsergänzungsmittel ist die Kapsel. Je nach Dosis kann hier bereits eine Kapsel pro Tag ausreichen, die oral eingenommen wird. Ob dies vor oder zwischen den Mahlzeiten empfohlen wird, sollte in jedem Fall der Packungsbeilage entnommen werden.

Es ist bei der Wahl des Präparats jedoch nicht nur wichtig das Augenmerk darauf zu legen, dass das Glutathion reduziert ist. Auch andere Faktoren spielen eine Rolle dabei, ein möglichst wirksames und effektives Nahrungsergänzungsmittel zu erhalten. Einer dieser relevanten Faktoren ist, dass das Präparat resistent gegen Magensaft ist. Dies spielt dahingehend eine Rolle, dass die Freisetzung des Glutathions erst im Zwölffingerdarm einsetzt. Eine eventuelle Spaltung durch die Magensäure wird so vermieden. Dadurch können negative Folgen für die Bioverfügbarkeit umgangen werden. Zudem ist es sinnvoll ein Nahrungsergänzungsmittel zu wählen, dass zusätzlich mit Vitaminen und Nährstoffen angereichert ist. Auch so lässt sich die Bioverfügbarkeit noch weiter erhöhen. Auch eine Anreicherung mit Selen ist empfehlenswert, da sich so die Wirksamkeit des Glutathions ergänzen lässt.

Bisher konnten keine Interaktionen zwischen Glutathion und Medikamenten festgestellt werden, die sich negativ auf den Körper auswirken würden. Glutathion wird seit ca. 20 Jahren als Lebensmittel eingesetzt. Es unterliegt als Tripeptid keinen formalen Beschränkungen was den lebensmittelrechtlichen Aspekt betrifft. Das enthaltene Cystein kann jedoch in hohen Dosen die Wirkung von Insulin beeinträchtigen und sollte daher von Diabetikern nur in Absprache mit ihrem Arzt eingenommen werden. Wie sich Präparate mit Cystein auf schwangere Frauen auswirken, wurde bisher noch nicht ausreichend wissenschaftlich untersucht.

Wird das Glutathion Nahrungsergänzungsmittel zur Vorbeugung eingenommen, ohne dass ein akuter Behandlungsbedarf besteht, liegt die empfohlene Tagesdosis bei 500 bis 800 mg. Ist dagegen eine Akutbehandlung gewünscht (beispielsweise bei oxidativem Stress oder nachteiliger Zellveränderung), sind sogar zwischen 2000 und 5000 mg G-S-H pro Tag möglich.

Der erste Schritt also, um eine erfolgreiche Therapie mittels Nahrungsergänzungsmittel mit Glutathion einzuleiten, ist, den tatsächlichen Bedarf zu ermitteln. Dazu muss festgestellt werden, wie hoch die Konzentration an Glutathion im Blut ist. Durch eine solche spezielle Messung lässt sich zudem erkennen, wie es das Verhältnis von reduziertem zu oxidiertem Glutathion innerhalb der Zellen bestellt ist.

Es lohnt an dieser Stelle ein genauerer Blick auf den

ernährungsphysiologischen Nutzen von Glutathion. Was die oxidative Wirkung von Glutathion angeht, ist dieses in seiner Effektivität noch vor Vitamin C, Q10 und Vitamin E anzusiedeln. Dies liegt daran, dass Glutathion über ein theoretisches RedOx-Potential von 0,32 Millivolt verfügt. Bezüglich des Faktors Elektrochemie ist von Glutathion hier also deutlich mehr zu erwarten als von Vitamin C & Co.

Die Poolgrösse von Glutathion macht das Peptid zu einem relevanten Speicher für Cystein. Dieses ist im menschlichen Körper zwar vorhanden, jedoch nur in geringer Menge frei verfügbar. Diese Speicherfunktion sorgt dafür, dass Glutathion auch an der Synthese von Cystein-haltigen Immunproteinen beteiligt ist und diese vorantreibt.

Wann lohnt es sich nun, Glutathion als Nahrungsergänzungsmittel zu nutzen? Die Gründe können eine ernährungsphysiologische als auch ernährungsmedizinische Bedeutung haben. Zum einen kann der Status an Gesamt-Glutathion im Intrazellulärraum wenig zufriedenstellend sein. Dies kann dann der Fall sein, wenn die Proteinsynthese nur unzureichend ist. Die Zufuhr von Mikronährstoffen wie Protein und Cystein kann hier bereits Abhilfe schaffen. Ist die Situation jedoch als eher katabol einzustufen, ist das Zuführen von Glutathion dagegen ratsam. So lässt sich die Proteinsynthese verbessern. In dringenden Fällen, in denen der Glutathion-Spiegel im Krankheitsfall wieder ausgeglichen werden soll, kann auch eine höhere Dosis an Glutathion ratsam sein um dem Körper das dringend benötigte Tripeptid wieder zur Verfügung zu stellen.

Ein weiterer Grund für einen benötigten Ausgleich an Glutathion kann sein, dass ein schlechtes Verhältnis von G-S-H und G-S-S-G im Intrazellulärraum vorliegt. Das heißt, das reduzierte Glutathion und das oxidierte Glutathion befinden sich nicht mehr in einer ausgewogenen Balance. Hier kann eine elektrochemische Berechnung Aufschluss geben, wie es um den RedOx Status bestellt ist. Diese zeigt an, wie das antioxidative Schutzsystem des Körpers aufgestellt ist. Fällt die Berechnung nicht zufriedenstellend aus, kann mit Mikronährstoffen ausgeholfen werden. Mikronährstoffe allein reichen jedoch nicht aus. Vielmehr sollten sie mit verschiedenen antioxidativen Nährstoffen verabreicht werden. Vitamin C kann hier eine ergänzende Rolle übernehmen. Gemeinsam mit Glutathion können die Antioxidantien wieder aufgefrischt werden.

Jedoch gibt es Glutathion nicht nur als Kapseln, auch wenn gerade diese Form der Nahrungsergänzungstherapie im Internet angepriesen wird. Es lassen sich durchaus auch noch weitere Therapieansätze finden, die es lohnt, in Erwägung zu ziehen. Neben dem bereits erwähnten reduzierten Glutathion, das oral in Kapselform verabreicht werden kann, gibt es auch die isolierte Gabe von Glutathion-Vorstufen sowie reduziertes Glutathion das dem Patienten per Infusion zugeführt wird.

Welche Therapiemethode empfiehlt sich als Nahrungsergänzungsmittel?

Welche der genannten Methoden nun die vorzugswürdigere ist, darüber herrscht Uneinigkeit. Es stellt sich etwa die Frage, ob reduziertes Glutathion, das als Kapsel verabreicht wird, auch in den Zellen ankommt, also dort, wo es tatsächlich benötigt wird. Reduziertem Glutathion in Kapselform kommt eine Halbwertszeit von wenigen Minuten im Körper zugute. Daher ist es durchaus berechtigt zu fragen, ob es dann tatsächlich auch in die Zellen gelangt. Die Meinungen hierüber gehen durchaus auseinander und sollen an dieser Stelle kurz angeführt werden.

So gibt es die eine Ansicht, die die kurze Halbwertszeit des Glutathions zwar anerkennt, jedoch davon ausgeht, dass einerseits eine Aufspaltung des Glutathions im Darm erfolgt, durch welche das Peptid in seine grundlegenden Bestandteile aufgespalten wird, andererseits jedoch durchaus Vorprodukte erhalten bleiben. Diese Vorprodukte werden sprichwörtlich weiterverarbeitet. Aus ihnen wird direkt in den Zellen wiederum reduziertes Glutathion produziert. Die Zelle produziert sich also praktisch selber den Wirkstoff, den sie benötigt und besorgt sich so ihr Glutathion selbst. Die Zerfallsprodukte des Glutathions, die bei der Aufspaltung im Darm entstehen, erfüllen also noch einen wertvollen Zweck.

Die Einnahme von Glutathion in Form von Kapseln ist also nach dieser Meinung ein guter Weg, den Glutathion-Spiegel wieder auszugleichen.

Diese Meinung beruht auch durchaus auf neueren Erkenntnissen, die nahelegen, dass Glutathion direkt in die Zellen gelangen kann. Belegt wird dies u.a. durch eine Studie des US-amerikanischen Penn State College of Medicine in Pennsylvania. An dieser Studie nahmen 54 gesunde Erwachsene teil. Die Studie lief über einen Zeitraum von insgesamt 6 Monaten. Die Teilnehmer wurden dabei in 3 Gruppen aufgeteilt. Die erste Gruppe erhielt täglich 1.000 Milligramm Glutathion, der zweiten Gruppe wurden lediglich 250 Milligramm Glutathion verabreicht, während an die dritte Gruppe nur ein Placebo ausgegeben wurde. Am Ende der Studie konnten überraschende Ergebnisse festgestellt werden.

Die Gruppe, die jeweils 1.000 Milligramm Glutathion erhielt, verzeichnete einen 30-35 prozentigen Anstieg der Konzentration an Glutathion in den Zellen sowie im Plasma und in den Lymphozyten. Bei der Gruppe die jeweils 250 Milligramm erhielt, konnte ebenfalls eine, wenn auch weniger signifikante Steigerung des Glutathion Spiegels, festgestellt werden. Keinen Anstieg dagegen gab es bei der Gruppe zu verzeichnen, die lediglich das Placebo erhielt.

Das S-Acetylglutathion

Das genannte zeigt aber auch, dass es durchaus sinnvoll sein kann, auch schon direkt auf Vorprodukte von Glutathion zurückzugreifen. Diese sind meist im Handel günstiger zu erwerben als Glutathion Produkte selbst. Als Beispiel kann hier von Vertretern der Gegenansicht Acetylcystein genannt werden. Im Handel ist dies besser bekannt als ACC Hexal Brausetabletten. Sollte hier nicht der gewünschte Erfolg erzielt werden, kann immer noch auf ein direktes Glutathion Nahrungsergänzungsmittel zurückgegriffen werden. Bei einer Therapie mit Glutathion als Nahrungsergänzungsmittel ist es wichtig, dass sichergestellt wird, dass die Zellen auch wirklich mit G-S-H angereichert werden.

Dies ist dann nicht der Fall, wenn man zwar gezielt Glutathion zu sich nimmt, dieses jedoch gar nicht erst in seiner reduzierten Form die Zellen erreicht, sondern vielmehr bereits vorher oxidiert. Durch die Oxidation erlangt es einen inaktiven Zustand und kann so seinen Zweck nicht mehr vollends erfüllen. Einige Meinungen sind dahingehend, dass diese vorige Oxidation typisch sei für die meisten Glutathion Präparate die es im Handel zu erwerben gibt. Daher wird u.a. etwa in der Studie „The level and half-life of glutathione in human plasma" von 1980 bereits der Therapie-Erfolg mit reduziertem Glutathion in Frage gestellt. Aber auch die intravenöse

Verabreichung von Glutathion kommt dabei nicht wesentlich besser weg. Auch hier wird die geringe Halbwertszeit von lediglich 1,6 Minuten kritisiert. Die Oxidation erfolgt also viel zu schnell, als dass das Glutathion im Körper seinen Sinn und Zweck effektiv erfüllen könne.

Was also tun, um mit Glutathion den gewünschten Therapieerfolg erzielen zu können? Die Lösung liegt, u.a. nach der Meinung von PD Dr. med. habil. Gerhard Ohlenschläger, in der Verabreichung des Wirkstoffs S-Acetylglutathion. S-Acetylglutathion wird als so stabil angesehen, dass es die Zellmembran passieren kann, ohne das eine Oxidation zu befürchten ist. Dabei spielt es keine Rolle, ob man es als Kapsel oder Pulver zu sich nimmt. Ist das S-Acetylglutathion in der Zelle angelangt, erfolgt eine Rückverwandlung in G-S-H.

Studie über Glutathion – Acetylglutathion und Fatigue-Syndrom

Bezüglich der Wirkung von Acetylglutathion zur Behandlung des Fatigue-Syndroms wurde im Paracelsus Magazin (Heft 03/2011) eine Studie veröffentlicht.

Was ist das Fatigue-Syndrom?

Der Begriff Fatigue stammt aus dem Französischen und bedeutet Müdigkeit oder Erschöpfung. Daher wird das Fatigue-Syndrom auch als Erschöpfungssyndrom bezeichnet. Häufig leiden Patienten von chronischen Erkrankungen unter diesem Erschöpfungszustand. Dieser ist nicht mit einer normalen Müdigkeit zu vergleichen, da auch ausreichender Schlaf hier keine Besserung eintreten lässt.

Patienten können nach einer langen und eigentlich erholsamen Nacht bereits wieder müde und antriebslos aufwachen. Dieser Zustand zieht sich dann über den ganzen Tag und erschwert den normalen Tagesablauf im Alltag enorm. Häufig tritt das Erschöpfungssyndrom als Begleiterscheinung von Strahlen- und Chemotherapien von Krebspatienten auf. Auch verschiedene Medikamente können diesen totalen Erschöpfungszustand begünstigen. Aber auch bei chronischen Herz- und Lungenerkrankungen oder bei einer Erkrankung an Rheuma ist das Eintreten des Fatigue-Syndroms nicht selten.

Aber nicht nur Erschöpfung gehört zu den Symptomen des Fatigue-Syndroms. Auch das Gefühl von Hoffnungslosigkeit und Depressionen können eintreten. Die Gesundheitsbehörden schätzen, dass deutschlandweit etwa gute Million Menschen unter einem chronischen Erschöpfungssyndrom leiden und damit täglich vor große Herausforderungen gestellt sind, ihren Alltag normal zu bewältigen. Schon die kleinsten Erledigungen oder Alltagshandlungen stellen große Anstrengungen dar, die ein Höchstmaß an Überwindungen kosten. Das Fatigue-Syndrom ist jedoch von dem heutzutage auch vermehrt anzutreffenden Burn Out abzugrenzen.

Ein chronisches Fatigue-Syndrom dagegen muss jedoch nicht zwangsläufig mit einer Chemo- oder Strahlentherapie zusammenhängen. Bei dem chronischen Fatigue-Syndrom (CFS) handelt es sich nach Meinung von Experten um eine neuroimmunologische Regulationsstörung. Hier können genetische Bedingungen zum Ausbruch der Krankheit führen. Wenn das Immun-, Hormon- und Nervensystem nicht mehr richtig zusammenarbeitet, wird das Immunsystem auf Dauer angeregt. Dadurch können die typischen Symptome des CFS eintreten. Meist geschieht dies sehr plötzlich, oft nach dem Abklingen einer Infektionskrankheit, zu deren Bekämpfung Antibiotika eingenommen wurde. Es wurde u.a. eine britische Studie durchgeführt mit 641 Patienten um festzustellen, ob es wirksame Behandlungsmodelle gegen das Erschöpfungssyndrom gibt. Zufriedenstellende Ergebnisse konnten jedoch nicht festgestellt werden. Zum Zuge kam beispielsweise die Verhaltenstherapie, durch die einige der Studienteilnehmer zwar helfen konnte, den Alltag besser zu bewältigen und besser mit dem Erschöpfungssyndrom zu leben, jedoch ist dies quasi nur eine Behandlung der Symptome. Der Energiemangel, also die Wurzel des Leidens, wird dadurch nicht verbessert bzw. gemindert.

Ob es sich nun um das Fatugue-Syndrom oder um das chronische Fatigue-Syndrom handelt, beide Erkrankungen haben gemeinsam, dass die Mitochondrien unter einer Dysfunktion leiden. Wenn die Mitochondrien nicht mehr vollständig ihrer Arbeit nachgehen können, wird weniger ATP, Adenosintriphosphat, freigesetzt. Weniger ATP wiederum bedeutet weniger Energie für den Körper. Die Folge ist das allgemeine Gefühl der Erschöpfung und Müdigkeit, das einfach nicht abklingen will und auch nach einer ausgiebigen Nachtruhe nicht abnimmt. Doch wie kann es zu dieser Dyfunktion der Mitochondrien kommen, die auch als Energiekraftwerke des Körpers bezeichnet werden? Denn schließlich erfüllen die Mitochondrien einen überaus wichtigen Zweck. Sie produzieren, speichern und verteilen Energie und halten den Körper somit sprichwörtlich am Laufen. Dass die wichtigen Energiekraftwerke geschädigt werden, kann unterschiedliche Ursachen haben. Dazu gehören u.a. Antibiotika, Aldehyde oder auch körperfremde Stoffe wie Pestizide. All dies belastet den Körper. Es entsteht oxidativer Stress, mit dem der Organismus zurechtkommen muss.

Die Folge sind hier meist Gendefekte die ihrerseits wiederum zu Fehlfunktionen der Enzyme führen können. Und da im Körper meist alles auf irgendeine Art und Weise voneinander ab- bzw. zusammenhängt, führt die eine Fehlfunktion schnell zur nächsten. Durch den oxidativen Stress kommt es daher zu einer Schwächung des Glutathion-Redoxsystems. Der Spiegel an reduziertem Glutathion sinkt. Und weniger biologisch aktives Glutathion bedeutet, dass weniger Elektronendonatoren vorhanden sind. Dadurch sind die Mitochondrien verstärkt den Angriffen der freien Radikalen ausgesetzt, die sich ihr fehlendes Elektron zurückholen wollen.

Es kann sich nun schwierig gestalten, den intrazellulären Spiegel an G-S-H anzuheben. Der Grund dafür sind verschiedene Stoffwechselbedingungen, bei denen oxidativ wirkende Substanzen in großer Menge vorkommen. Ein reduziertes Glutathion Molekül sieht sich so einer schnellen Oxidation ausgesetzt. Eine Optimierung der GSH-Sättigung wird so verkompliziert. Daher ist es wichtig, dass das reduzierte Glutathion, also das G-S-H, vor einer möglichen Oxidation geschützt wird, damit es im Körper effektiv seinen Zweck erfüllen kann. Und für diesen Schutz kommt das Glutathion-Derivat S-Acetylglutathion ins Spiel, eine chemische Substanz, die mit Acetylierung arbeitet. Bei S-Acetylglutathion handelt es sich um ein Derivat, also um einen abgeleiteten Stoff mit einer ähnlichen Struktur, der vom reduzierten Glutathion stammt.

Es unterscheidet sich von gewöhnlichem reduziertem Glutathion durch seine höhere chemische Stabilität. Vor allem PD Dr. med. habil. Gerhard Ohlenschläger hat dem S-Acetylglutathion zu seiner heutigen wissenschaftlichen Bedeutung verholfen. Das S-Acetylglutathion tarnt quasi das reduzierte Glutathion-Molekül und befördert es so unversehrt in die Körperzellen, wo es benötigt wird. S-Acetylglutathion verfügt daher über eine große biochemische Vorzugswürdigkeit. Die G-S-H Sättigung lässt sich hervorragend steigern und hält zudem nachhaltig an. S-Acetylglutathion ist nachweislich sogar effektiver zur G-S-H Sättigung geeignet als andere Glutathion Präparate, die beispielsweise oral eingenommen oder intravenös verabreicht werden. Denn hier ist das Glutathion jeweils unmaskiert und somit immer der Gefahr ausgesetzt, zu oxidieren. Wenn also dringend der Glutathion Spiegel hochgefahren werden soll, empfiehlt sich vor allem S-Acetylglutathion.

Und genau diese enorm schnelle Sättigung macht das S-Acetylglutathion so interessant zur Behandlung des Fatigue-Syndroms. So ist beispielhaft hier die Behandlung einer 57-jährigen Patientin zu nennen, die bereits seit 3 Jahren mit den Erschöpfungssyndromen zu kämpfen hatte. Bei der Untersuchung wurde ein enorm niedriges Energie-Niveau festgestellt. Der Glutathion-Spiegel lag bei lediglich 3,1 mmol/l. Ihr wurde über den Zeitraum von einem Monat täglich eine Dosis an S-Acetylglutathion verabreicht. Schon nach dieser relativ kurzen Zeit konnte ein Anstieg des Glutathion Spiegels auf 4,4 mmol/l verzeichnet werden. Zudem berichtete sie von einer Verbesserung des Allgemeinbefindens, der Erschöpfungszustand war nicht mehr so belastend wie zuvor.

Die Verabreichung von S-Acetylglutathion wurde fortgesetzt. Fünf weitere Wochen später lag der Glutathion-Spiegel bereits bei 6,0 mmol/l. Darüber hinaus trat eine deutliche Besserung ihres Zustands ein. Die Dosis an Glutathion konnte reduziert werden. Weiterhin ging es darum, den Status quo zu halten und den guten Zustand der Patienten zu festigen.

Angesichts der Tatsache, dass bezüglich der Behandlung des Fatigue-Syndroms alsbald mit keinen effektiven Therapien seitens der Forschung zu rechnen sein darf, erweist sich eine Therapie mit S-Acetylglutathion als recht empfehlenswert. Sie zeigt nicht nur die gewünschten Erfolge und schenkt den Patienten neuen Lebensmut indem sie es ihnen ermöglicht, wieder ihrem gewohnten Alltag ohne kräftezehrende Erschöpfung nachzugehen, sie ist darüber hinaus auch recht preiswert.

Nachwort

Der Mann, der zu beschäftigt ist, sich um seine Gesundheit zu kümmern, ist wie ein Handwerker, der keine Zeit hat, seine Werkzeuge zu pflegen.

(Aus Spanien)

Glutathion übernimmt im Körper also eine überaus wichtige Rolle und unterstützt diesen bei Selbstheilungsprozessen und verbessert den Schutzmechanismus des Organismus. Die Wirkung und Bedeutung dieses wertvollen Tripeptids sollte also nicht unterschätzt werden, auch wenn ihm heute immer noch nicht in der Öffentlichkeit die gleiche Bedeutung zukommt wie etwa Vitamin C oder E.

An dieser Stelle sollen die wichtigsten Vorzüge von Glutathion noch einmal zusammengefasst werden, die jedoch keinesfalls als abschließend anzusehen sind, da die Wirkungsweise von Glutathion als überaus vielschichtig und komplex betrachtet werden kann.

Glutathion wird als eines der wirkungsvollsten und hilfreichsten Antioxidantien angesehen. Glutathion schützt die Zellen und bewahrt sie vor Schädigungen von freien Radikalen, die sogar hin bis zur Beeinträchtigung des Erbguts reichen können. Darüber hinaus unterstützt Glutathion den Körper beim Entgiften. G-S-H ist Teil des Vorgangs der Biotransformation von Schadstoffen.

Nur bei einer funktionierenden Entgiftung kann sich der Körper von allem entledigen, was ihm schadet und was sich nicht weiterhin im Organismus befinden sollte, insbesondere in der heutigen Zeit, in der der Körper gerade von außen vielen schädlichen Einflüssen ausgesetzt ist, gegen die es sich zu wehren gilt.

Zudem koordiniert Glutathion die Immunabwehr und hilft dem Körper dabei, fit zu bleiben und über die nötige Energie zu verfügen. Und nicht zuletzt ist Glutathion an der Regulierung der Zellteilung beteiligt und unterstützt die Wiederherstellung von geschädigter DNS.

Leidet ein Patient an einer chronischen Erkrankung, ist die Wahrscheinlichkeit sehr groß, dass bei Untersuchungen ein nicht ausreichender Glutathion-Spiegel festgestellt wird. Ob der Spiegel nun aufgrund der Krankheit oder aufgrund fortschreitenden Alters gesunken ist, spielt erst einmal keine Rolle. In jedem Fall sind überaus wichtige Immunfunktionen beeinträchtigt, was für den Heilungsprozess natürlich wiederum ebenfalls wenig förderlich ist.

Die Verabreichung von Glutathion ist daher angezeigt. Auf schonende und zugleich überaus wirksame Weise kann so die Behandlung der Erkrankung effektiv unterstützt werden, indem man dem Körper hilft, sich selbst zu helfen. Gerade wenn es um Erkrankungen wie chronische Borreliose, Rheuma, das chronische Erschöpfungssyndrom oder auch Virusinfektionen geht, konnten zufriedenstellende Erfolge dank der Verabreichung von Glutathion festgestellt werden.

Ich wünsche Ihnen alles Gute und viel Gesundheit..

Ihr
Michael Iatroudakis

Quellen

http://www.wissen.de/fremdwort/tripeptid

http://flexikon.doccheck.com/de/Glutathion

http://www.glutathion.de/

http://www.netzathleten.de/Sportmagazin/Gesundh
eits-Ernaehrungs-Fitness-Mythen/Was-sind-freie-
Radikale/8401309265612594292/head

http://www.shg-
bergstrasse.de/html/CFS/Behandlung.html

http://j-
lorber.de/gesund/ernaehrung/glutathion.htm#Ursac
hen für Glutathion-Mangel

http://j-
lorber.de/gesund/ernaehrung/glutathion.htm#Aufga
ben des Glutathions

http://j-
lorber.de/gesund/ernaehrung/glutathion.htm#Wirku
ngen des Glutathions

http://j-
lorber.de/gesund/ernaehrung/glutathion.htm#Stärku
ng des Immunsystems

http://www.zentrum-der-
gesundheit.de/glutathionperoxidase-ia.html

http://glutathion-news.com/de/uebersicht-oraler-
glutathion-praeparate/#more-339

http://xn--aminosure-
02a.org/aminosaeuren/glutathion/

http://www.apotheken-
umschau.de/Ernaehrung/Warum-oxidativer-Stress-
gefaehrlich-ist-220643.html

http://www.williwuz.de/gesundheit/glaubensheilung.
htm

http://www.body-soul-spirit-
cen-
ter.com/themes/kategorie/detail.php?artikelid=245

http://www.radikalfaenger.com/freie_radikale.htm

http://www.focus.de/gesundheit/gesundleben/antia
ging/forschung/jugend/lebensnotwendiges-
gift_aid_15118.html

http://glutathion-news.com/de/anti-aging-die-rolle-des-glutathion-im-alterungsprozess/#more-335

http://www.zentrum-der-gesundheit.de/glutathion-ia.html

http://www.naturheilkunde24.com/cms/artikel/artikel/2010_02_27_Glutathion.php

http://www.germanium-deutschland.de/acetyl-glutathion.html

http://www.fatigue.info/

http://www.ricaud.com/de/tipps-und-ratschlage/wissenschaftliches/mitochondrien.htm

http://www.glutathion.de/de/glutathion_s-acetylglutathion-rezeptur-arzneimittel-pulver-kapseln-tabletten.html

http://www.glutathion.de/de/glutathion-therapie-pulver-kapseln-tabletten.html

http://vitamine-ratgeber.com/aminosaeuren/glutathion/

http://glutathion-news.com/de/orale-zufuhr-von-reduziertem-glutathion-gsh-uber-lebensmittel/

http://www.naturafoundation.net/monografie/Gluta
thion_reduziertes_Glutathion.html

http://books.google.de/books?id=nB7j4DgPRDcC&
pg=PT68&lpg=PT68&dq=glutathion+gehirn&sourc
e=bl&ots=XXRv96GgF0&sig=8izzYhDk0h8aKrdXr
trqNCsytKw&hl=de&sa=X&ei=u9A5VOvvHIKfyg
PJloK4AQ&ved=0CFkQ6AEwBzgK#v=onepage&q
=glutathion%20gehirn&f=false

http://www.dergesundheitde.com/glutathion-und-
das-gehirn/

http://de.wikipedia.org/wiki/Lipidperoxidation

http://www.fid-
gesundheitswis-
sen.de/neurologie/gehirn/schwermetalle-sind-
schlecht-fuers-gehirn/

http://www.zentrum-der-
gesundheit.de/glutathionperoxidase-ia.html

http://pucciogiovanni.wordpress.com/

http://www.paracelsus-magazin.de/alle-
ausgaben/53-heft-032011/683-fatigue-syndrom-a-
chronisches-fatigue-syndrom-cfs.html

http://www.diagnostisches-
centrum.de/index.php/publikationen.html?id=553

http://www.s-acetylglutathion.de/de/glutathion-
funktionen-aufgaben-fatigue-behandlung.html

http://www.cellsymbiosis-
netzwerk.de/cellsymbiosis/ernaehrungstherapie/eiwe
issmangel

http://www.naturheilzentrum-
nuernberg.de/lexikon/c/cystein.html

http://j-
lorber.de/gesund/ernaehrung/glutathion.htm#Entgif
tung

http://www.naturmednet.de/Studien/amalbuch3.ht
ml

http://www.vitalstoffmedizin.com/aminosaeuren/gl
utathion.html

http://www.lebensquelle.at/glutamin.htm

Über den Autor

Lizensierter Fitness-Trainer, Fitness-Lehrer, zertifizierter "MovNat" Trainer, Ausbildung zum Heilpraktiker, Autor, Solopreneur, Digitaler Nomade und Lebenskünstler... ;-)

Bereits erschienen (Bücher / eBooks):

Die Matrix-Diät:„Abnehmen m. Körper, Geist & Seele"

Der Smoothie-Guide:...ein unterhaltsamer Ratgeber

Xylit:„Das süße Wundermittel"

Der Paleo-Lifestyle: Steinzeitfitness im 21. Jahrhundert

Der Matcha Tee: Das grüne Wunder aus Japan

Das Kokosöl: Das Geheimnis äußerer Schönheit, stabiler Gesundheit und grenzenloser Energie

Die Steinzeit-Diät: In 28 Tagen zum Wohlfühlgewicht

Die Smoothie-Diät: Gesund und lecker abnehmen mit selbstgemachten Smoothies

Kolloidales Silber: Das natürliche Antibiotikum für Mensch, Tier und Pflanze

Moringa Baum: Mehr Gesundheit, mehr Energie und jünger aussehen mit dem Wunderbaum

Die Zistrose: Das Wunderkind unter den Heilpflanzen

Omega 3: Die wiederentdeckte Fettsäure gegen Herz-Kreislauferkrankungen…

4 SuperFoods: Matcha-Tee, Kokosöl, Moringa-Baum, Zistrose (Sammelband 1)

Vitamin D: Das Superhormon gegen Herz-Kreislauferkrankungen, Krebs, Depressionen, Grippe und mehr…

Projekt Diät: Artgerecht zum Wohlfühlgewicht / Sammeband

Wasser: Das Lebenselixier für Gesundheit, Vitalität und Wohlbefinden

Vitamin K: Das vergessene Vitamin

Der Vitamin D & K Faktor: Der Rundumschutz für chronische Erkrankungen

4 Super-Foods: Vitamin D, Wasser, Gerstengrassaft, Omega 3 (Sammelband 2)

Die Steinzeiternährung / Paleo 30: Das 30 Tage Programm für Anfänger

Krafttraining: Kraft ist die bessere Medizin / Krafttraining für Anfänger

Die Löffel-Liste: Dinge die Sie tun sollten bevor Sie ablöffeln

Therapie Sport: Die unterschätzte Heilkraft der Bewegung

Smoothie Guide Kompakt: Wie Eltern es schaffen, dass ihre Kinder Obst und Gemüse essen

Intermittierendes Fasten: Mehr Energie, mehr Gesundheit durch Kurzeit-Fasten

Der Detox-Plan: Gesundheit, Lebensenergie und jünger aussehen durch natürliche Entgiftung

Super Detox: Mehr Lebensenergie durch Fasten und Entgiftung (Sammelband)

Zucker: Die (süße) tödliche Verführung [Fettleibigkeit, ADHS, Herz-Kreislauferkrankungen...

Kokoswasser: Das Natürliche Elixier des Lebens (Anti-Aging, Entgiftung, Sport, Kokosnuss…

Die Kokosnuss: Die Wunderfrucht aus den Tropen (Sammleband)

10 Superfoods: Powerfoods für mehr Gesundheit, mehr Lebensenergie und natürliches Anti-Aging

Kakao: Die wundersame Heilkraft der Kakaobohne

Kokosöl: Das Wunder-Öl in der täglichen Praxis …über 17 Anwendungsmöglichkeiten

10 Superfoods 2: Powerfoods für mehr Gesundheit, mehr Lebensenergie und natürliches Anti-Aging

10 Superfoods 3: Powerfoods für mehr Gesundheit, mehr Lebensenergie und natürliches Anti-Aging

Chia-Samen: Wundersamen für mehr Gesundheit und Lebensenergie

Paleo 30: Mehr Wissen - mehr Erfolg

Barfuß-Fitness: Wie unsere Füße unsere Gesundheit beeinflussen

Weitere Neuerscheinungen siehe unter:

www.my-kindle-ebooks.de

Homepage:

www.smoothie-guide.de
www.der-paleo-lifestyle.de

Ich gebe Ihnen eine Garantie

Mir ist es sehr wichtig, dass Sie aus diesem Buch den größtmöglichen Nutzen ziehen. Sollten Sie dennoch enttäuscht sein und Sie keinerlei Nutzen verzeichnen könnten, dann schreiben Sie mir eine E-Mail und ich erstatte Ihnen ohne Wenn und Aber den Kaufpreis zurück.

In dieser Hinsicht vertraue ich Ihnen als ehrlichem Menschen.

Bitte um ein Feedback

Eine persönliche Bitte:

- Sollte irgendetwas in diesem Buch nicht stimmen.

- Sollte eine Behauptung nicht richtig sein.

- Haben Sie einen Abschnitt/oder ein Kapitel nicht verstanden?

- Haben Sie sich über einen Satz/einen Abschnitt aufgeregt?

- Habe ich irgendwo undeutliche Formulierungen benutzt?

Und ergänzend alles andere…

Dann nehmen Sie mit mir Kontakt auf:

info@my-kindle-ebooks.de

Dieser Weg ist mir lieber, als wenn der Leser dieses Buch mit negativen Gefühlen beschließt.

Berichten Sie mir Ihre persönlichen Erfahrungen mit Glutathion, ich würde mich über Ihr Feedback freuen…

Rechtliches

Der Autor übernimmt keine juristische Verantwortung und keinerlei Haftung für Schäden, die aus der Benutzung dieses E-Books / Buch entstehen. Außerdem ist der Autor nicht verpflichtet, Folge- oder mittelbare Schäden zu ersetzen. Gewerbliche Kennzeichen- und Schutzrechte bleiben von diesem Titel unberührt.

Das Werk ist einschließlich aller Teile urheberrechtlich geschützt. Das vorliegende Werk dient nur dem privaten Gebrauch. Alle Rechte, auch die der Übersetzung, des Nachdrucks und der Vervielfältigung dieses Titels oder von Teilen daraus, verbleiben beim Autor.

Ohne die schriftliche Einwilligung des Autors darf kein Teil dieses Dokumentes in irgendeiner Form oder auf irgendeine elektronische oder mechanische Weise für irgendeinen Zweck vervielfältigt werden.

Haftungsausschluss/Disclaimer

Der Besuch unserer Seiten kann nicht den Arzt ersetzen. Suchen Sie bei unklaren oder heftigen Beschwerden unbedingt einen Arzt auf! Die Informationen auf unseren Seiten sind vom Autor und Verlag sorgfältig recherchiert und zusammengestellt worden.

Dennoch kann keine Garantie übernommen werden. Die hier dargestellten Informationen dienen nicht Diagnosezwecken oder als Therapieempfehlung. Eine Haftung des Autors und Verlages für Personen-, Sach- und Vermögensschäden durch die Gesundheitstipps und Rezepte auf unseren Seiten wird ausgeschlossen.

Herausgeber:

Michael Iatroudakis
Drewitzer Str. 1
14478 Potsdam
Tel.: Auf Anfrage

Email: info@my-kindle-ebooks.de